당뇨·고혈압이 시작되는
마흔의 습관혁명

당뇨·고혈압이 시작되는

마흔의 습관혁명

조병식 지음

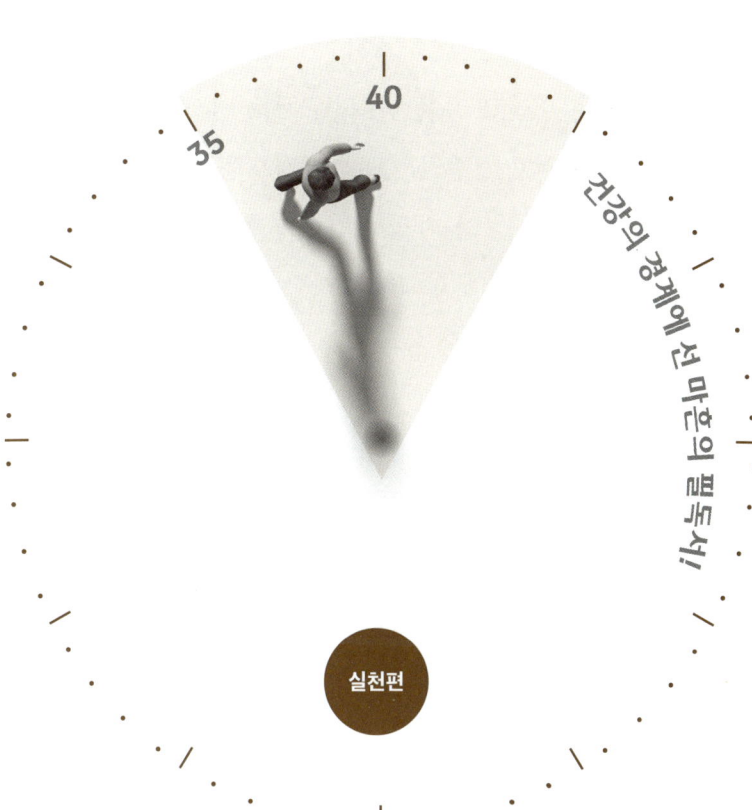

건강의 경계에 선 마흔의 블록버스터

실천편

아미북스

프롤로그
만 명의 사람들이 입증한 길이 있다

『약을 버리고 몸을 바꿔라』 책을 낸 지 10년이 되었다. 그동안 책을 읽고 경주의 '습관혁명캠프'를 다녀가신 분들은 대부분 약을 버리고 몸을 바꿔서 건강을 회복하였는데, 책만 읽어보고 '습관혁명캠프'에 참여하지 못한 분들은 습관혁명을 이루지 못한 채 계속 약에 의존하면서 건강이 더 나빠진 분들이 많다.

그래서 일상생활을 유지하면서 '따라 하기'만 해도 습관혁명을 이룰 수 있는 『당뇨·고혈압이 시작되는 마흔의 습관혁명-실천편』을 준비하게 되었다. 10년 동안 '습관혁명캠프'를 통해 검증된 방법들 중에서 일주일 동안 따라 하며 배우고 몸으로 익힐 수 있는 방법을 식단과 운동법, 명상법, 해독법 그리고 에너지 충전법에 이르는 5대 범주로 분류하여 골고루 담았다.

일주일 동안 배워서 100일 동안 따라 하고 실천하면 실제로 습관혁명을 이루어서 약을 버리고 몸이 바뀌게 될 것이다. 이는 10년 동안 '습관혁명캠프'를 다녀간 만 명에 이르는 사람들이 증명한다.

그동안 혈압, 혈당, 콜레스테롤, 체중 증가로 고민하고, 건강을 위해 식단도 좀 바꿔보고, 운동 계획도 세웠지만 실천을 제대로 못해서 점점 건강이 나빠지고 있는 많은 분들이 이 책을 통해서 습관혁명을 이루기를 바라며, 이 책을 경주의 '습관혁명캠프'를 함께 진행하면서 고생해 온 자연마을 식구들에게 바친다.

2023년 7월 31일 자연마을에서 조병식 씀

차례

프롤로그   만 명의 사람들이 입증한 길이 있다   02

1부   고혈압과 당뇨병, 평생 앓을 병인가?

두껍아 두껍아 헌 집 줄게 새 집 다오 10   **Tip** 대사증후군 용의자 X를 찾아라! 28

원인치료 없이 치유는 불가능하다 30 | 혈액 순환, 생명 에너지의 흐름 33

대사질환, 생명활동에 켜지는 적신호 36 | 만성 염증을 키우는 생활 습관 41

약만으로는 치료되지 않는다 47   **Tip** 왜 고혈압 기준이 계속 낮아지는 걸까요? 53

합병증은 약에만 의존한 결과 54 | 마흔, 습관혁명이 필요한 나이 60

Tip 호전 반응(치유 반응)인지 관찰하기 63

2부   습관혁명 7일 솔루션, 5대 습관혁명

☐ 첫째 날   현재의 건강 상태 확인하기

내 몸 상태 파악 68 | 대사질환 관리에 도움이 되는 검사 74 | 정기적인 혈액 검사 75

합병증 검사 80 | 면역세포능력 검사 84 | 항산화 검사 86 | 유기산 검사 87

☐ 둘째 날   밥상이 약상이 되는 식습관

대사질환 최고의 치유 습관, 현미채식 89 | 식습관 혁명을 위한 5원칙 94

대사질환자를 위한 현실 치유 밥상 102   **Tip** 마흔엔 찬밥 더운밥 가려야 한다 107

대사질환자마다 다른 치유 영양소 108

Tip 고혈압에는 무조건 저염식을 해야 한다? 111

	셋째 날	혈당·혈압을 낮추는 운동 습관
		혈당·혈압 내리는 10분 운동법 120
		산행·산책 및 파워 워킹으로 하루 만 보 걷기 124
		인슐린 저항성을 낮추는 근력 운동 127	혈액 순환에 좋은 즉효 운동법 129
	넷째 날	독소를 배출하는 해독 습관
		땀으로 정화되는 몸, 반신욕 133	신선한 공기를 이용한 치유법, 풍욕 135
		최고의 해독제, 물 마시기 139
	다섯째 날	맑은 정신을 위한 마음 습관
		마음을 비운다, 명상 144 Tip 호오포노포노 명상하기 149
		마음에 숨을 불어넣는다, 호흡 150 Tip 혈압 내리는 이완 요법, 보디 스캔 152
		몸과 마음의 안정을 이룬다, 숙면 153 Tip 숙면을 위한 십계명 155
	여섯째 날	활기찬 기운을 보충하는 에너지 습관
		대자연에 공명하여 얻는 땅 에너지와 음이온 157
		타인과 함께할 때 증폭되는 치유 에너지 160
	일곱째 날	7일 솔루션, 100일 전략 세우기
		습관혁명 다이어리 기록하기 164	치유 습관 성공 전략 166
		Tip 기록하다 보면 건강해지는 습관혁명 다이어리 168	지지자 만들기 170
에필로그		일상의 작은 습관으로 건강을 회복한다 173
부록		당뇨·고혈압을 개선하는 계절 식단표 179

1부

고혈압과 당뇨병,
평생 앓을 병인가?

질병은 우리를 고통에 빠뜨리지만,
그것이 전하는 메시지에 귀를 기울이면 삶의 지혜를 배울 수 있다.
두렵더라도 약을 버리고 스스로 몸을 살려야 한다.
과거의 습관을 버려야만 미래의 일상을 구할 수 있다.

두껍아 두껍아 헌 집 줄게 새 집 다오

> **이 책의 100% 활용Tip**
>
> 이 책은 일반책과 다르게 페이지 양쪽 여백이 넉넉합니다. 이는 이 책이 처음부터 끝까지 '실천'을 목표로 하기 때문입니다. 페이지의 여백을 다음과 같이 활용하세요.
>
> 1. 습관혁명 실천을 위해 중요한 내용을 정리하여 메모해 둡니다.
> 2. 나에게 맞는 실천 방법을 떠오르는 대로 써봅니다.
> 3. 생소한 용어를 표시하고 뜻을 찾아 적어둡니다.
> 4. 지금까지 나의 생활을 돌아보고 개선할 것들을 그때그때 기록합니다.
> 5. 마지막으로 책에 메모한 것들을 하나씩 실천합니다.

비 갠 아침은 맑고 찬란했다. 며칠째 어둑했던 여름 하늘은 새벽 내내 거친 울음을 토하며 비를 쏟아내더니 마침내 아침 해와 함께 말간 얼굴을 내밀었다. 그간 검게 엉겨 붙었던 구름이 뿔뿔이 흩어져 한 점도 보이지 않았다. 오랜만에 푸르른 하늘이 반가워 진료실 창문을 열자, 축축한 바람이 얼굴에 훅 끼쳐 왔다. 나도 모르게 숨을 들이마셨다. 비에 젖은 숲이 몸속으로 깊이 들어왔다.

상쾌한 기분으로 책상 앞에 앉았는데, 아침 산책길에서 오랜만에 보았던 두꺼비가 떠올랐다. 기어가다 쉬다를 반복하며 엉금엉금 가는데, 몸이 무척 무거워 보였다. 습관혁명캠프에 오시는 환우들 중에 보통 두세 분이 그랬다. 함께 산책할 때면 스태프 한 명이 맨 뒤에 오면서 그런 분들을 돌보는데, 언덕길이 나오면 두꺼비처럼 힘들게 몇 걸음 옮기고 앉아서 쉬기를 반복하신다.

'오늘은 두꺼비같이 무거운 몸을 이끌고 오실 분이 몇 분일까?'

안타까운 마음을 뒤로하고 컴퓨터 전원을 켰다. 이번 '몸을 바꾸는 습관혁명캠프'에 오시는 분들께 소개할 세 분 선배의 차트를 살펴보기 위해서다. 한발 앞서 캠프에 참여해 화학 약물을 끊고 빠르게 건강을 회복해가는 선배들의 경험은 습관혁명에 도전장을 내미는 환우들에게 분명 '습관의 힘'을 증거하는 좋은 본보기가 될 것이다. 세 분 중에도 두꺼비처럼 걷기 힘들어하셨던 분이 있었음이 새삼 떠올라 가만히 웃었다. 얼마나 다행인가.

습관혁명캠프에 오는 분들은 대부분 습관을 바꿔 몸을 살리겠다는 의지가 투철하다. 그런데도 "병원에서 처방하는 약물을 최소한으로 줄이자"라고 하면 선뜻 동의하지 못하고 망설인다. 어찌 안 그렇겠는가. "꼬박꼬박 챙겨 먹지 않으면 큰일 난다"라는 의사의 말을 10년 넘게 들으면서 약을 복용해 왔으니 말이다. 하지만 대사질환은 발병 원인과 치유의 열쇠가 다 일상 안에 있는 '생활습관병'이다. 무절제하고 편리한 생활을 너무 오래 누린 대가로 얻게 되는 생활습관병은 대부분 당뇨, 고혈압, 고지혈증 등 대사증후군으로 먼저 나타난다. 겉으로 드러나는 병적인 현상은 거의 없지만 대사 과정에 분명한 문제가 있음을 알리는 신호탄이 대사증후군이다.

그렇다면 대사증후군이란 어떤 병일까?

간단히 말하면, 삼시 세끼 먹은 음식이 몸에 들어가 에너지를 얻는 '대사' 과정에서 장애가 생겨 혈액 순환과 면역 체계에 전반적으로 영향을 미치는 질병이다.

대사증후군은 발병 원인과 치유의 열쇠가 다 일상 안에 있는 생활습관병이다. 다시 말하면, 생활 방식만 바꿔도 충분히 개선할 수 있다는 얘기다. 그럼에도 의사들은 대증 요법에 매달려 약만 처방한다. 구색 갖추듯 "식습관을 바꾸고 운동해서 체중을 줄이라"라고 말하면서도 "꼬박꼬박 약을 챙겨 먹어야 한다"라는 말을 재차 강조하면서 치료에 있어 가장 중요한 환자의 개선 의지를 꺾어 버린다.

'안 될 것'이라고 지레 포기하고 치유의 가능성을 함부로 재단하는 건 환자가 잃어버릴 '미래의 안녕'을 고려하면 너무 안이하다. 생활의 습관에서 비롯된 질병이니 약 처방보다는 건강 상담이나 생활 처방을 하는 게 맞지 않을까? 생활 방식을 바꿔 건강 습관을 몸에 들이면 약의 힘을 빌리지 않고도 아니, 약의 힘을 되도록 빌리지 않아야 병이 나을 수 있다.

석 달 전 캠프에 참가했던 세 분은 캠프를 시작하면서 먹던 약을 하나씩 끊어 나갔다. 다행히 수치는 나빠지지 않았고 몸도 한결 기운이 난다고 했다. 세 분의 검사 결과를 보고 반신반의하던 다른 분들이 고무되어 열의를 내었다. 10년 넘게 나빠지기만 했던 수치가 일주일 밖에 안 되는 캠프 기간 동안 좋아진 것이 놀랍기만 한 모양이었다. 오늘, 다시 그분들의 차트를 펼쳐서 변화를 확인한다. 세 달 동안 건강 습관을 성실히 실천하면서 건강을 회복해가는 이야기는 언제 보아도 설렌다.

가장 먼저 살펴볼 분은 아직 당뇨 합병증을 겪지 않은 최도문님(50대)이다. 11년 전 당뇨병을 진단받은 뒤 바로 약을 먹고 있는데 얼마 전 정기검진 검사에서 단백뇨가 나와 그간의 투병 생활을 돌아보게 되었다고 한다. 그제야 최도문님은 당뇨병에 대해서 자세히 알아보았고, 당뇨병이 뇌경색, 심근 경색, 만성신부전 같은 중증 질환의 원인 질병임을 알게 되었다.

"당뇨병이 그렇게 무서운 병인 걸 알고 나서 보니, 제가 먹는 당뇨약이 다섯 알이더라고요. 처음에는 분명 한 알로 시작했는데, 병원에 정기검진을 가면 의사가 수치 나빠졌다고 약 하나 더 주고, 혈당이 높다고 또 약 하나 더 주고 하면서 어느새 다섯 알로 늘어난 거죠. 아, 이러다 큰일 나겠다 싶어서 약 끊을 방법을 찾았더니, 생활 습관을 바꾸면 된다고 하더라고요."

보통 중병에 걸려서야 일상생활에 그다지 영향이 없었던 대사질환을 가벼이 넘긴 걸 후회하는데, 최도문님은 아직 경증 상태인데도 약에 대한 경각심을 빨리 깨친 듯했다.

"네, 당뇨약은 증상 완화제일 뿐이지 치료제가 아닙니다. 그래서 나중에는 오히려 몸을 망가뜨리게 됩니다. 당뇨병, 고혈압 같은 대사질환은 과음, 과식과 운동 부족, 스트레스와 같은 생활 습관이 원인이고 여기에 약에 의존하는 습관마저 생겨 병을 더 키우게 되는 거죠."

"약에만 의존했다가 나중에 중병 걸리면 얼마나 고생하겠어요. 하루라도 빨리 건강 습관을 새롭게 들이는 게 더 낫겠죠. 저, 한번 해 볼 겁니다."

"몸의 게으름과 욕심과도 결별하시고, 현미·채식과 소식을 실천하면서 걷기와 근력 운동, 명상을 꾸준히 하시면 좋아질 겁니다. 제가 최선을 다해서 병에 대한 지식과 실천 방법을 알려드리겠지만, 습관을 몸에 들이는 건 온전히 환자분 몫입니다. 마음 굳게 먹고 실천하셔야 합니다."

사실, 몸이 병드는 이유는 과음, 과식, 운동 부족, 스트레스가 거의 전부라 해도 과언이 아니다. 대사증후군 같은 초기 단계의 질환은 더더욱 그렇다. 원인이 분명하니 치료법도 별거 없다.

식습관 바꾸고, 적절히 운동하고, 스트레스를 조절·관리하는 능력을 배양하고 거기에 더해 되도록 자연을 가까이하면서 산성 체질을 변화시키면 된다.

이를 잘 지켜 삶의 균형을 되찾으면 어떤 병이든 나을 수 있다. 그런데 무작정 약물만 믿고 손 놓고 있으면 그사이 병인(病因)은 계속 진행돼서 차츰 몸속을 염증으로 채운다. 결국에는 약물 부작용까지 겹쳐 삶의 질을 떨어뜨리고 생명을 위태롭게 하는 다양한 합병증으로 이어지는 것이다.

"그럼요, 원장님. 약만 끊을 수 있다면 열심히 해야죠. 처음부터 잘할 수는 없겠지만 꾸준히 할 겁니다. 제가 '조병식TV' 보고 식이요법을 한번 따라 해봤는데, 약을 먹고도 180~200이던 공복 혈당이 100~120까지 떨어지더라고요. 그러고 나니까 병원에서 약을 세 알로 줄여 주대요. 식단만 대충 따라 했는데도 이 정도라면, 제대로 배워서 실천했을 땐 약을 끊을 수 있겠구나 희망이 생겼습니다."

"꾸준히 실천하면 얼마든지 가능합니다. 그런데 생활 습관은 체계적으로 관리하지 않으면 금방 흐트러집니다. 캠프를 하는 동안 제대로 배워서 선생님만의 습관혁명을 이루어내세요. 건강 습관을 잘 실천하실 것이라고 믿고 당뇨약을 한 알로 줄여 드릴 테니까, 한 주 뒤의 변화를 보지요. 행운을 빌겠습니다."

"네, 원장님. 감사합니다. 열심히 해보겠습니다."

호기롭게 인사하며 나가는 뒷모습을 보는데 괜히 웃음이 났다.

캠프 마지막 날, 최도문님은 신이 나 있었다.

"원장님, 저 혈당도 쑥 내려가고 단백뇨도 좋아졌습니다. 약을 하나만 먹는데도 다섯 알 먹을 때보다 수치가 훨씬 좋아요. 하긴 식이, 운동, 명상 등 하루하루 골고루 쌓아간 건강 습관이 약인 거죠. 효능이야 화학 약물과 비길 수가 없이 좋고, 부작용도 없고, 내 몸에 특화된 맞춤형 약이나 다름없잖아요."

"듣고 보니 그렇습니다. 현미채식으로 섭취하는 각각의 영양소, 운동하면서 얻는 근육과 혈액 순환 효과, 명상으로 얻은 마음의 평안이 주는 면역계의 안정과 균형, 정말 탁월한 종합 치료제네요."

"원장님, 감사합니다. 습관혁명캠프에서 몸과 마음, 에너지까지 건강 습관 프로그램을 체계적으로 짜주신 걸 일주일 동안 실천해 보니 몸이 바뀐다는 것을 확실히 알 수 있었습니다. 사회생활하면서도 잘 할 수 있을까 걱정되지만, 계속 밀고 나갈 생각입니다."

최도문님의 마지막 인사말을 떠올리면서, 그가 성실히 건강 습관을 실천하며 몸안의 자연 치유력을 경험하길 진심으로 응원했다. 더 나아가 질병 너머의 삶을 건강하게 가꿔 나가기를 기원했다.

최도문님을 떠올리면서 두 번째 차트를 펼쳤다. 이승환님(50대)이다. 점잖으면서도 당차고 유머가 넘치는 활력가다. 이분 역시 신장내과에서 투석을 준비하라는 선고를 받고 부랴부랴 찾아온 분이었다. 10여 년 전 당뇨병 진단을 받고 처음에는 운동과 식이요법에 열중하며 생활 관리에 힘써서 약을 먹지 않았다고 한다. 하지만 일상의 분주함에 쫓겨 결국 당뇨약에 의존하게 되었다. 그러다가 5년여 전, 일본 출장을 다녀온 직후 왼쪽 상하반신에 저림 증세가 나타났고, 혹시나 싶어 찍어본 MRI 검사 결과 오른쪽 뇌혈관에서 경미한 뇌경색이 발견되었다.

"뇌경색 초기라니 그나마 다행이다 했는데 글쎄, 진짜 문제는 다른 데 있다는 거예요."

심장 근육에 영양을 공급하는 관상 동맥 세 개가 모두 막혀서 심근경색이 진행되고 있었던 것이다.

"바로 수술을 했죠. 그런데 알고 보니 제 아버지도, 할아버지도 모두 그렇게 돌아가셨더라고요. 어느 날 주무시다가 못 깨어나신 거죠. 그 생각만 하면 아찔합니다. 모른 채로 그냥 살았으면 저도 술 한 잔하고 잠들었다가 그대로 못 일어났을 수 있잖아요. 당시 수술한 의사는 수술 안 했으면 1년 6개월 안에는 벌어졌을 일이래요."

그때부터 당뇨약에 혈압약, 고지혈증약, 심장병과 뇌혈관 관련 약 등 먹어야 할 하루치 약만 해도 식탁 위에 수북했다.

"뇌경색이나 심근 경색이나 제1원인이 고혈당으로 인한 염증입니다. 게다가 복용 약이 많고 혈당이 높으면 신장에도 무리가 가고 여기저기 혈관도 막히고 상하고 하지요."

"병원에서도 혈당 관리 제대로 안 하면 합병증 온다는 소리를 늘 했어요. 그런데 뭘 어떻게 하라는 제시가 없으니까 흘려듣고 말게 되더라고요. 2년 전부터 소변에 거품이 많아 신장내과에서 정기 검진을 했는데도 수치에 대해서 들은 건 얼마 전 '만성신부전 4단계니까 투석을 준비하라'고 통지할 때였어요. 만성신부전이란 병명도 그때 처음 들었고요. '투석할지 이식할지 결정해서 이식할 사람 있으면 다음 검진 때 데려오라'고 하는데, 얼마나 기가 막히던지…. 환자가 경각심을 갖고 대비할 수 있도록 처음부터 정확히 알려줬어야 하지 않나요? 아, 그땐 정말 원망스럽더라고요."

이승환님은 의분이 나는지 잠시 말을 멈추더니 이내 고개를 끄덕였다.

"신장내과에 다니면서도 제 병을 제대로 인지하지 못한 건 제 불찰이죠. 진료 시간이 고작 2~3분인데, 의사가 환자를 얼마나 살필 수 있겠어요. 그래서 제가 스스로 제 건강을 관리해 보려고 합니다. 건강 습관을 배워서 약을 버리고 몸을 바꿔보려고요. 어떻게든 투석은 피하고 싶습니다."

이승환님은 이미 책과 유튜브를 보고 온 터라 약의 부작용이나 습관의 힘을 따로 설명할 필요는 없었다.

"환자 본인이 생활 습관을 개선할 열의가 높으니까 원하시는 결과를 얻을 겁니다. 약의 독성은 신장에 치명적이니 약부터 줄여야 하는데, 가족력으로 심근 경색이 있어서 콜레스테롤 약은 신중하게 결정해야 하고, 혈압도 심장과 관련되어 있으니 수치를 확인하면서 조절해야 하고, 당장 졸업할 수 있는 건 당뇨약뿐이네요. 혈당 조절은 식이요법과 운동이 약보다 효과가 좋긴 합니다."

"당뇨병 처음 진단받았을 때요, 약 먹기가 너무 싫더라고요. 음식으로 못 고치는 병은 없다 싶어서 정말 열심히, 매일 규칙적으로 운동하고 식사하면서 관리했더니 정말 혈당이 뚝 떨어지더라고요. 그래서 약 없이도 혈당을 잡을 수 있다는 건 경험으로 압니다. 그때는 현미를 생쌀로 먹었지요. 꾸준히 관리했으면 좋았을 텐데, 한번 흐트러지니까 와르르 무너지더라고요."

"그랬군요. 사람이니까 잠시 흐트러질 수도 있는데, 그렇다고 아예 끈을 놓으신 건 잘못하셨어요. 흐트러지면 바로잡고, 또 흐트러지면 바로잡고 하면서 몸에 인이 배도록 해야 합니다."

평생 굳어진 습관을 바꾸는 데는 시간이 필요하다. 단숨에 창밖으로 던질 게 아니라 잘 구슬려서 한 계단씩 천천히 내려오게 해야 한다.

"후회막급이지만 뭐, 이번에는 꾸준히 해보겠습니다! 한 번 해봤으니 더 잘할 수 있겠지요!"

패기와 '할 수 있다'는 자신감만 보면 벌써 회복의 길로 들어선 듯했다.

"당뇨약을 네 가지 드시던데, 그럼 이번 캠프에서 마음먹고 넷 다 졸업해 보십시다. 그렇다고 너무 전투적으로 접근하진 마시고요. 잘해야겠다는 욕심이 되레 해가 되니까 100점 말고 한 80점 정도로 즐기면서 하세요. 그게 오래 할 수 있는 비결입니다. 그래서 저는 습관혁명에서 가장 필요한 덕목으로 은근과 끈기를 꼽습니다. 현미밥과 채소 반찬으로 소박하게 드시고, 운동은 무리가 되지 않는 선까지만 하세요. 그리고 무엇보다 수면의 질을 높이셔야 합니다. 회사 생활하시는 분들은 보통 너무 늦게 주무셔서 수면 시간이 턱없이 적어요. 건강의 필수조건은 충분한 수면입니다."

"아이고, 전 저녁형 인간인데…. 이번 기회에 아침형 인간으로 다시 태어나겠습니다. 하하."

이승환님은 의욕 넘치는 모습으로 캠프 생활에 임했고, 그러한 태도는 검사 결과에 고스란히 드러났다. 캠프 마지막 날, 다시 진료실에서 마주 앉았다.

"결과가 고무적이에요. 당뇨약을 다 끊었는데도 공복 혈당이 200에서 98로, 당화혈색소도 6.9에서 6.3으로 호전되었고, 사구체여과율도 15.9에서 17.5로 올라갔어요."

"이제 당뇨병 정도는 약 안 먹고 관리할 자신이 있습니다. 사구체여과율만 조금 더 호전되면 죽을 때까지 투석하지 않고 살 것 같은데…."

"건강 습관을 생활화하면 못 할 것도 없지요. 일상으로 돌아가셔도 흐트러지지 않게 잘 관리하시길 응원합니다."

"감사합니다. 승리해서 돌아오겠습니다!"

이승환님은 그렇게 다시 일상으로 복귀하였고, 한 달 뒤 정기검진에서 다시 만났다.

"그간 잘 지내셨어요? 사업하시느라 건강 습관을 실천하는 데 약간의 제한이 있었을 텐데, 어띠셨어요? 별 무리 없었습니까?"

"술은 일절 입에 대지 않으려고 점심 약속만 하고 있습니다. 담배는 몇 년 전에 끊었는데도 가끔 그립더니, 요즘엔 아예 생각이 안 나요. 몸속의 니코틴이 이제야 다 빠졌나 봐요. 저녁 약속을 안 잡으니까 전보다 일찍 자고 일찍 일어납니다. 졸리면 잠깐 눈 붙이는 정도로 낮잠도 자고요. 명상도 짬짬이 하고 있습니다. 일찍 일어나는 게 아직도 힘들지만, 규칙적인 생활이 건강 습관을 들이는 데는 확실히 도움이 되는 것 같아요."

"잘 됐습니다. 생활을 루틴화하면 그만큼 힘을 덜 들이면서 습관을 지켜나갈 수 있지요. 이번에는 사구체여과율이 16.6으로 약간 떨어졌지만, 일상으로 돌아가 적응하는 기간이라 그랬을 겁니다. 신장의 부담을 덜어주기 위해서라도 약을 더 줄여보죠. 이제 혈압약을 졸업해 볼까요? 혈압은 조절이 쉽지 않으니, 우선 하나만 먼저 끊고 변화를 확인하면서 2주 뒤에 또 하나 끊죠."

"당뇨약은 자신이 있었는데, 혈압약은 괜히 긴장되네요, 원장님. 심장 수술하면서 혈압약을 먹어서 좀 걱정되기는 하지만 그래도 약은 졸업해야지요. 열심히 해보겠습니다!"

5년 전에 심장 수술을 한 터라 혈압약을 줄이는 게 조심스럽긴 했지만, 이승환님은 평소 명상을 생활화하면서 마음 관리를 어느 정도 하고 있어서 스트레스 영향을 크게 받는 혈압을 잘 조절할 수 있을 것 같았다.

"네, 잘하실 겁니다. 현미채식과 운동은 너무 잘하고 계시니 이번에는 스트레스 관리에 좀 더 집중해 보세요. 이승환님은 과로가 문제예요. 한 달 뒤에 다시 검사 결과 보면서 약을 줄여보지요."

이승환님은 잠시 경직됐던 얼굴을 다시 활짝 펴고 씩씩하게 돌아갔다. 그리고 한 달 뒤 혈압약을 졸업하고 예의 넉살 좋은 얼굴로 다시 정기 검진을 왔다.

"이승환님, 이번에는 약간 정체기였습니다. 공복혈당 118, 당화혈색소가 6.3입니다. 약을 안 먹고 있으니 이 정도면 나쁜 건 아닙니다. 현미채식은 점수가 나쁘지 않은데 운동이 부족했고요, 점수가 가장 낮은 것은 스트레스 관리네요. 역시 과로하고 계신 거죠?"

"안 그래도 여과율 보고 조금 속상해서, 캠프에서 배운 대로 잘하고 있는지 한번 돌아봤습니다. 회사일로 바빠서 출장을 자주 다녀 쉬는 시간이 부족했습니다. 사람들 만나느라 외식 횟수도 잦았고요. 외식을 좀 줄이겠습니다. 그리고 투석 얘기에 놀란 뒤로 당뇨 합병증이 올까 봐 겁이 나는데, 이 또한 집착 같아요. 내려놓아야 할 듯합니다."

"혈압 수치 확인하면서 혈압약을 차례로 졸업하셨으니, 그것으로 위안 삼으시지요. '할 수 있다'는 자신감을 놓치지 않으면, 지금까지 하신 대로 건강을 잘 유지할 수 있습니다. 괜히 겁먹거나 조급해하지 마시고 건강한 새 삶을 꿈꾸세요. 건강 습관이 쌓여서 일상이 되면 그 또한 활기 넘치는 삶이 될 겁니다."

위로하듯 건넨 말에 이승환님 눈이 빛났다.

"안 그래도 원장님, 제가 애들 독립시키면 귀촌해서 산 좋고 물 좋은 곳에 수목원을 열 생각입니다. 꿈이죠, 꿈. 계곡물소리 들으면서 명상도 하고 풍욕도 하면 좋잖습니까. 아프니까, 삶의 즐거움을 세상일이 아니라 자연에서 찾아야겠다고 생각의 방향이 바뀌더라고요."

"아하, 삶터를 공기 좋은 산으로 옮기면 그것만으로도 습관혁명 성공 가능성은 100%죠. 건강과 함께 새로운 꿈을 꾸시다니, 앞으로 이승환님의 건강한 삶이 기대됩니다."

치유는 긍정적인 믿음에서 출발한다. 가짜 약으로도 병이 낫는 '플라세보 효과(placebo effect)'가 괜히 있는 게 아니다. 나를 믿고 은근과 끈기로 꾸준히 노력한다면 못할 게 뭐가 있겠는가.

마지막 차트의 주인공은 김형일님(80대)이다. 2002년 당뇨병을 진단받고 약을 복용하다가 10여 년 뒤부터 뇌경색, 파킨슨병, 발바닥 통증을 차례로 겪고 급기야 만성신부전을 진단받은 분이었다. 처음 오실 때만 해도 지팡이를 짚으면서 한 발씩 느릿하게 움직일 정도로 걸음이 불안정했다. 파킨슨병으로 인해 몸의 무게중심이 자꾸 앞으로 쏠리는 데다 손떨림 탓에 지팡이를 꽉 움켜잡지 못해서였다. 두꺼비처럼 걷기 힘든 분이 바로 이 분이었다.

오랜 투병 생활을 해온 김형일님 차트를 다시 보는데 안타까운 마음이 되살아났다. 1년쯤 전부터 생긴 발바닥 통증 때문에 걷는 일이 고역이라고 했다. 주기적으로 찾아오는 발바닥 통증이 점점 악화되자 내분비과 의사는 신장 검사를 권유했고, 검사 결과 만성신부전 3단계였다.

"검사 결과를 들고 신장내과에 갔더니, 의사가 왜 이렇게 늦게 왔냐고 타박하면서 투석을 준비하라는 거예요. 약물치료로 시기는 조금 늦출 수 있겠지만 투석은 피할 수 없는 길이라고, 아주 단언하더라고요. 아버님은 의사 선생님을 철석같이 믿고 20년 넘게 병원을 다니셨는데, 결국 투석 선고라니! 정말 야속하고 암담하더라고요."

말씀이 어눌하신 아버님을 대신해서 함께 온 아드님이 걱정 가득한 얼굴로 말했다.

"이제 병원에 기댈 수 없으니 스스로 방법을 찾아야겠구나 싶어서 이것저것 알아보다가 케이미래의원을 알게 됐지요. 식습관과 생활 습관을 바꾸면 정말 신부전도 나아질 수 있나요? 아버님 연세에도요?"

"그럼요, 아버님께서는 아직 3단계라 건강 습관을 충실히 실천하시면 좋아지실 거예요. 다만 신장은 최종 해독 기관이라 화학 약물의 독성이 치명적입니다. 약을 무조건 줄여야 합니다."

그간 처방된 약을 살펴보니 당뇨약과 인슐린 주사, 뇌경색, 파킨슨, 통풍, 신부전 관련 약이 따로따로 몇 가지씩이었다. 모두 합하면 11개나 되었다.

"아버님께서 본래 건강 체질이신가 봅니다? 약을 11개씩 10년 넘게 드셨는데 이 정도면 신장이 정말 잘 버텨준 겁니다."

"네, 대식가에 운동도 열심히 하셨어요. 당뇨병에 걸렸을 때도 등산을 매일 1~2시간씩 하셨죠. 그러다가 2012년인가 그해 겨울이 너무 추워서 한 달 가량 등산을 쉬셨는데, 갑자기 오른손에 힘이 안 들어가고 말이 어눌해지시는 거예요. 뇌경색이 온 거였죠. 그때부터 약 종류가 많아지더라고요. 혈당도 잘 안 잡혀서 인슐린 주사까지 맞게 되고…. 그러다 파킨슨병이 와서 몸이 더 불편해지셨어요. 그래도 날씨만 허락하면 보행 보조기를 밀고 다니시면서 옷이 땀에 흠뻑 젖도록 걸으셨는데, 지난해부터는 발바닥 통증 때문에 아예 한 발짝도 걷지 못하실 때가 많아졌죠. 운동도 열심히 하시고 병원에서 처방한 약도 거르지 않고 드셨는데, 계속 악순환이더라고요."

"아버님 병은 다 당뇨 합병증입니다. 당뇨가 혈관 질환을 일으켜 뇌경색이 왔고, 신경 손상으로 파킨슨병과 발바닥 통증이 생긴 거예요. 거기다 약 가짓수가 늘어 약물 부작용까지 겹치면서 신장이 손상되어 만성신부전이 온 거죠."

병을 열거하는 것만으로도 숨이 찰 지경이었다. 그간의 검사 결과를 살펴보니, 혈당 수치는 안정적인데 사구체여과율(1분 동안 신장의 사구체에서 어느 정도 혈액을 걸러내는지 나타낸 것으로, 신장 기능의 상태를 가늠할 수 있는 수치다. 정상 범위는 90ml 이상이다)은 4단계를 코앞에 둔 3단계(사구체여과율이 30~59일 때는 3단계, 15~29일 때는 4단계, 14 이하일 때는 5단계다)였으며, 염증 수치도 상당히 높았다. 그런데 눈에 띄는 것이 콜레스테롤 수치였다. 대사질환자들은 보통 콜레스테롤이 높은데 김형일님은 저콜레스테롤이 걱정될 정도로 낮았다. 콜레스테롤은 성호르몬의 원료이면서 세포막, 신경세포의 주성분이자 비타민D를 합성하고 담즙을 만드는 주요 성분이다. 부족하면 활력과 기억력이 떨어지고 근육이 손상되는 등 심각한 문제가 생긴다. 혹시나 싶어 뇌경색 관련 처방전을 보니 콜레스테롤 저하제가 포함되어 있었다. 뇌경색 환자라 습관처럼 처방한 모양이었다.

"콜레스테롤 저하제는 당장 졸업하셔야겠습니다. 그리고 혈당은 식이요법으로도 충분히 조절 가능하시니까, 현미채식을 하면서 인슐린 양을 줄여보지요. 혈당이 나빠지지 않고 잘 유지되면 인슐린을 졸업해도 됩니다. 그리고 신장의 부담을 줄이기 위해서 한두 달 안에 복용 약을 줄여나가야 합니다."

그런데 김형일님이 묵묵부답이었다. 병원에서 처방한 약을 먹지 않는 게 내키지 않는 듯했다. 아드님이 재차 설명하면서 다짐을 하였다.

"아버지, 고기 잡숫지 말고 현미채식하면 약을 줄이실 수 있대요. 아버지도 약 덜 드시면 좋으시잖아요? 그렇죠? 약을 줄여야 신장도 더 나빠지지 않고, 그래야 투석도 안 할 수 있어요."

그제야 김형일님이 마지못해 고개를 끄덕였다. 약을 먹지 않으면서 생기는 불안감은 치유 과정에 부정적일 수 있을 것 같아 설명을 덧붙였다.

"선생님, 무작정 약을 드시지 말라는 게 아닙니다. 화학 약물보다 현미채식의 효능이 훨씬 뛰어나요. 약의 부작용 때문에 병이 자꾸 커지는데 계속 먹으면 안 되잖아요? 너무 걱정 말고 건강 습관의 힘을 믿어 보세요. 그리고 앞으로 육류는 절대 드시면 안 됩니다. 동물성 단백질은 신부전 환자분들께는 해롭습니다. 현미밥과 채식을 해야 하시는데, 칼륨 수치가 높은 편이시니까 물에 담가서 칼륨을 뺀 뒤에 조리해서 드세요. 찌거나 데쳐서 나물로 무쳐 드셔도 좋고요. 매일 걸으실 수 있는 만큼 걷고, 명상으로 스트레스를 없애고 잠도 잘 주무셔야 합니다. 그럼 약 드시는 것보다 훨씬 건강이 좋아지실 겁니다."

그렇게 김형일님은 캠프를 시작하면서 약을 줄였다. 캠프가 끝나는 날 검사 결과를 앞에 두고 다시 만났을 때, 며칠 만이었지만 김형일님 안색이 훨씬 밝았다.

"김형일님, 검사 결과를 보니 놀라운데요! 사구체여과율이 훅 올라갔습니다."

그러자 옆의 아드님이 신이 나서 말했다.

"저는 보는 순간 검사 결과가 잘못된 줄 알았어요. 신장은 한번 나빠지면 다시 좋아지지 않는다고 했는데 올라도 너무 크게 올라서…."

"간혹 이런 분들이 있습니다. 식이요법도 잘 맞으신 거고, 공기도 좋고, 인슐린을 졸업했는데도 공복혈당은 나빠지지 않았고, 염증 수치는 뭐, 아주 좋아졌고요. 김형일님, 이제 발바닥 안 아프시죠?"

김형일님을 바라보자 고개를 천천히 끄덕였다. 옆에서 아드님이 얼른 나서서 거들었다.

"항생제를 일주일씩 맞고도 회복이 안 되었는데, 캠프 기간에 통증과 부종이 사라져서 걸음걸이가 많이 좋아지셨어요. 기력도 많이 회복됐는지 기운이 나신대요."

"사구체여과율도 그렇고, 몸 상태도 전반적으로 좋아지셨으니 약을 더 줄이는 게 맞겠습니다. 이번에는 과감하게 당뇨약을 졸업해 보죠."

약을 끊고 검사 수치는 물론이고 기력이 회복되는 걸 경험해서인지 이번에는 김형일님도 순순히 고개를 끄덕였다.

그리고 한 달 뒤 진료에서는 김형일님의 등장부터가 놀라움을 주었다.

"아니, 오늘은 지팡이를 짚지 않으셨네요? 어서, 여기 앉으시죠."

지팡이에 몸을 의지해서 두꺼비처럼 느릿느릿 걷던 분이 지팡이를 버리고도 발걸음이 한결 가벼워 보였다. 전에 비하면 걸음걸이가 씩씩해 보이기까지 했다.

"콜레스테롤 수치가 좀 올랐던데, 덕분에 활기가 있으십니다. 대단하십니다! 공복 혈당도 당뇨약 드시던 때보다 낫고, 사구체여과율도 60이 넘어 신부전증도 졸업을 했어요. 연세에 비해 예후가 아주 좋으십니다."

김형일님은 자신이 노력한 결과에 흡족한 듯 표정에 자신감이 넘쳤다. 그러더니 무언가 생각난 듯 입술을 달싹이셨다.

"원장님, 염소탕은 언제 먹을 수 있는 건가요?"

말씀이 너무 뜻밖이라 옆의 아드님과 마주 보며 잠시 웃었다.

"육류를 먹으면 생기는 요산·요소로 인해 신장에 무리가 가서 사구체여과율이 금방 떨어집니다. 이제 금방 만성신부전 경계치에 들어왔는데, 육류를 드시면 안 됩니다."

김형일님 얼굴에 실망한 기색이 역력했다.

"염소탕은 안 되고, 하루에 계란 한 알씩만 드세요. 무항생제 유정란. 그리고 이제 약은 치매 예방을 위한 영양제는 그대로 복용하시고 파킨슨병 치료제인 도파민은 세 알에서 한 알로 줄이고 나머지는 다 끊죠. 대신 식단 관리 철저히 하시고 운동은 하루 6천 보 정도 가능하시겠죠?"

그러자 아드님이 더 반색하며 대답했다.

"아버지가 요즘 동네 뒷산 등산을 1시간 정도 하세요. 몸이 불편하실 때도 꼬박꼬박 걸을 정도로 성실하시니까 건강 습관은 배운 대로 잘 실천하실 거예요. 처음부터 약 대신 생활 습관을 처방받았으면 좋았을 걸 너무 아쉬워요. 지금 이 연세에도 뇌경색에 파킨슨, 만성신부전까지 온갖 질병에 시달리고 있는데도 이렇게 급속도로 회복되시는데…."

그 마음은 충분히 이해가 되고도 남았다. 약을 버리고 생활 습관을 개선하면서 질병의 굴레에서 벗어난 많은 분들이 늘 그 얘기를 했다. 대사질환은 오랜 생활 습관이 쌓여서 생긴 질병이니 초기에는 약물 처방을 잠시 미루고 '식습관 개선과 운동' 같은 생활 처방을 먼저 내려야 한다. 초기 단계의 대사질환은 생활 방식만 바꿔도 호전되는데 약물을 쓰면 몸은 더 산성화되고 자율신경, 호르몬, 면역체계가 교란되면서 오히려 병이 커져버린다. 물론 단시일에 생활 습관을 개선하기는 어렵겠지만, 그럴수록 환자가 자신의 상태를 체크하고 관리하면서 치유의 힘을 끌어올릴 수 있도록 돕는 게 의료인의 본분 아니겠는가.

"아쉽겠지만 그래도 내 몸 돌보는 일에 늦은 때란 없습니다. 지금이라도 최선을 다하면, 건강한 삶을 사시면서 감사하게 되실 거예요."

"맞아요, 이번 일이 아니었으면 아버지는 평생 그 독한 약들을 드시다가 돌아가셨을 거예요. 뇌경색이면 꽤나 중병인데 환자가 임의대로 약을 끊는다는 건 거의 불가능하잖아요. 이제 아버지도 인식의 변화가 생기셨으니 의사나 약에 기대지 않고 스스로 당신을 돌보시겠지요."

여러 차례 당뇨 합병증을 겪으면서 계속 먹구름이 끼어가던 김형일님 건강 일기에 드디어 한바탕 비가 쏟아지고 오랜만에 날이 갠 것 같다. 질병의 거센 폭풍우 속에서 균형을 잡고 서서 버텨야 하는 건 환자 자신이다. 김형일님께 자기 안의 자연 치유력을 믿고 힘껏 버티시라고 마음으로 응원했다. 다행히 김형일님 곁에는 지혜로운 아드님이 함께하기에 더 든든했다.

이제 새로 습관혁명캠프에 오신 분들을 환대하기 위해 맑게 갠 아침햇살 속으로 나가야 할 때다. 오늘 오신 분들 중에도 두꺼비처럼 걸음걸이가 힘들어 보이는 분이 있겠지만, 한 주 뒤에는 걸음걸이가 조금 가벼워지고 한두 달 뒤에는 씩씩하게 걸어 들어오는 모습을 볼 수 있을 것이다. 그리고 대부분 두꺼비의 헌 집은 새 집으로 바뀌어 있을 것이다. 더 건강한 삶을 살기 위해, 낡은 옛 습관을 버리고 새 습관을 들이려는 분들에게 한 발 앞서 간 선배들의 영광을 전하러 가야겠다.

TIP 대사증후군 용의자 X를 찾아라!

현대인은 그 어느 시대보다 긴 수명을 살고 있으나 여전히 질병의 위협에서 벗어나지 못하고 있다. 해마다 만성 질환자가 기하급수적으로 느는 것만 봐도 그렇다.

이 책에서 말하는 고혈압, 당뇨병, 이상지질혈증(dyslipidemia, 고지혈증과 비슷한 의미로 쓰이나 몸에 유익한 HDL콜레스테롤의 저하까지 포함하여 더 광범위한 의미를 가진다)은 우리 몸에서 물질대사와 혈액 순환이 제대로 이루어지지 않아 생기는 대사질환(metabolic disease)으로, 몸속의 환경을 서서히 망가뜨리며 각종 질병의 씨앗이 된다. 씨앗이 싹을 틔우고 뿌리를 내리면 망막변성, 만성신부전, 뇌졸중, 심장병, 자가면역질환, 암 등 각종 만성 질환이 가지를 뻗어 우리 몸을 질병의 격전지로 만들어버린다.

이처럼 대사질환의 원인이 되는 초기 단계의 증상이 대사증후군(metabolic syndrome)이다. 겉으로 드러나는 병적인 현상은 거의 없지만 다양한 중증 만성 질환의 방아쇠를 당기는 증상인 셈이다.

대사증후군인 사람은 대사증후군이 없는 사람보다 심혈관 위험은 2배, 당뇨병에 걸릴 확률은 5배가 높아지며 고혈압, 이상지질혈증에 걸리기도 쉽다. 암 발생 위험 역시 2배가 높다.

대사증후군은 1988년 스탠퍼드 의과대학의 제럴드 리븐 교수가 발표한 연구 결과로 처음 알려졌다.

미국에서 당뇨병과 고혈압이 아니고도 원인이 불분명한 심장병 환자가 폭발적으로 늘어나자 리븐 교수는 배후에 어떤 인자 X가 존재할 것이라는 가정을 두고 역추적했고, 결국 찾아낸 몇 가지 병인을 모아 'X 증후군(Syndrome X)'이라고 이름 붙였다. 1998년 세계보건기구(WHO)가 이를 대사증후군으로 개칭, 공식 인정했다.

증후군은 각각의 위험인자가 개별적으로 작용하기보다 합쳐서 더 큰 질병을 만들어내기에 총체적 관리가 필요하다. 다음 5가지 증상 중 3가지 이상이 나타나면 대사증후군으로 진단한다.

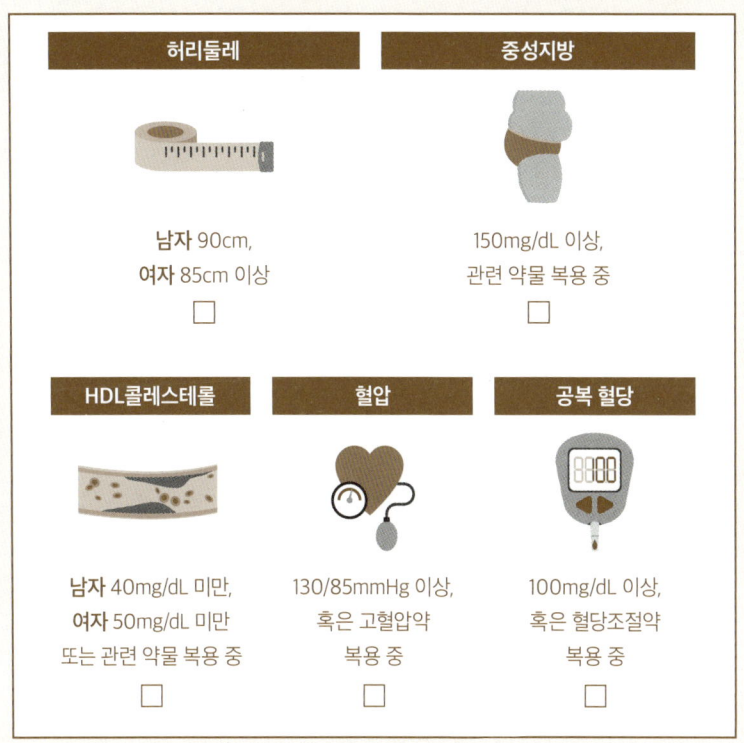

이 기준을 보면 중성지방은 고지혈증 전단계(150~199mg/dL), 혈압은 고혈압 전단계(120~139mmHg/80~89mmHg), 공복혈당은 당뇨병 전단계(100~125mg/dL)부터 포함하고 있다. 의사가 "당뇨병, 고혈압, 이상지질혈증입니다"라고 진단하기 전부터 우리 몸은 병증과 싸우고 있음을 알 수 있다.

타고난 건강으로 사는 것은 35세까지라는 말이 있다. 건강하고 행복한 노년을 보내고 싶다면 35세 이후부터는 식생활, 운동, 스트레스 관리에 신경 써서 끊임없이 내 몸을 병들게 하는 용의자 X를 제거해야 한다.

원인치료 없이 치유는 불가능하다

현대 의학은 최근 100여 년 동안 눈부시게 발전하며 인류의 삶에 지대한 공헌을 해왔다. 오랜 세월 인간에게 치명적이었던 각종 전염병이 대부분 사라졌고, 평균 수명 역시 과거와는 비교도 할 수 없을 만큼 늘어나 이제는 '100세 시대를 넘어 120세 시대'라는 말이 나올 정도다.

그런데도 인류는 여전히 질병의 고통에서 벗어나지 못하고 있다. 산업사회, 물질사회가 되면서 누리게 된 극단적인 편리함과 쾌락이 생명 활동의 근간인 '대사'를 방해하면서 몸이 서서히 병들어가는 탓이다. 이로 인해 현대인은 만성 통증에 시달리면서 길어진 만큼의 삶을 '아픈 몸'으로 채워가고 있다.

최근 중증 당뇨병과 심혈관 질환자의 증가 폭이 매해 놀라울 정도다. 사회·경제적 비용과 발병률의 엄청난 증가를 막아보고자 나라에서 건강검진을 시행해 조기에 대사증후군을 발견하고 있음에도 그렇다.

감히 말하건대, 이는 현대 의학에서 대사증후군을 비롯한 모든 대사질환을 근본적으로 잘못 대처하고 있어서다. 당뇨병의 경우 발견한 지 3,000여 년이 지났는데도 아직 마땅한 치료법이 없지 않은가.

현대 의학의 대사증후군 치료는 크게 2가지를 목표로 한다. 하나는 혈당·혈압·혈중지질 조절이고 다른 하나는 합병증 예방이다. 그런데 혈액 검사 결과지에 따라 일대일로 대응하는 피상적이고 단편적인 약 처방으로 대사와 혈액 순환, 면역, 호르몬, 효소, 노화 등이 복잡하게 얽혀 있는 대사질환을 무슨 수로 치료할 수 있을까. 광범위하게 나타나는 합병증은 또 어떻게 일일이 예방할까.

'약으로 평생 관리해야 한다'는 건, 생명에 큰 지장을 주지 않는 씨앗 질병에 불과한 대사증후군마저도 불치병으로 여기는 태도다. 전반적인 의학 프로토콜을 볼 때, 현대 의학은 대사증후군은 물론이고 합병증을 예방하는 확실한 치료법을 아직 갖추지 못한 게 확실하다. 인체라는 전체를 보지 않고 부분적인 증상에만 매달리는 대증요법으로는 어디서 터질지 모르는 다양한 합병증을 막아낼 수가 없다.

원인은 버려둔 채 증상만 없애는 건 치료가 아니라 유예 처분에 불과하다. 성공 가능한 합리적인 치료법을 설계하지 못한다면 현대 의학에서 대사증후군은 근본적인 치료가 불가능하고, 합병증이 당연한 결과처럼 뒤따르며, 한번 발병하면 악화 일로를 가는 고약한 질병일 수밖에 없다.

사실 대사증후군은 대사 장애에서 비롯된 대사질환의 초기 질병일 뿐이다. 합병증으로 알려진 중증 대사질환도 증상이 갖가지이고 경중은 다를지라도 원인은 하나, 대사 활동에 문제가 생긴 것이다.

몸의 대사 활동은 음식과 운동, 마음의 영향이 큰 만큼 식습관을 바꾸고 운동을 생활화하며 스트레스 관리에 힘쓰면 서서히 정상화된다. 우리 몸에는 스스로 조절할 수 있는 능력, 즉 자연 치유력이 있지 않은가. 그런 점에서 대사증후군 치료는 전적으로 환자의 몫이다. 내 안의 의사, 자연 치유력을 되살릴 수 있는 건 환자 자신뿐이니까.

100세 시대의 인생은 생각보다 길다. 대사증후군을 진단받으면 눈앞의 수치에만 매달리지 말고 나를 돌아보는 일부터 해야 한다. 내 몸과 삶에 집중하면서 나를 병들게 한 습관이 무엇인지, 내 몸을 살리는 길이 무엇일지 성찰해야 한다.

약물이 주는 위태로운 위안감에 기대지 말고 '내가 나를 구하겠다'고 결단하기를 바란다. 옛 습관을 버리고 새 습관을 들이는 습관 혁명만이 아픈 몸과 마음을 바꾸고, 삶을 바꾸는 열쇠이다. 약을 먹어 모든 수치가 정상으로 돌아오더라도 과식과 과로, 게으름이 판치는 생활 습관을 개선하지 않는다면 질병은 다시 반복되기 마련이다.

memo
가장 버리고 싶은 나의 생활 습관은

혈액 순환, 생명 에너지의 흐름

생명은 흔히 혈액으로 상징된다. '죽은 사람이 되살아나는 순간을 상상해 보라'고 하면 보통은 붉은 혈액이 창백한 온몸으로 불길 번지듯 퍼져 나가는 장면을 떠올린다. 혈액이 몸에 흘러야 온기가 돌고 활력이 생기면서 비로소 인체가 생명 활동을 시작하는 것이다. 그렇다면 혈액은 생명 유지를 위해 어떤 역할을 할까?

혈액이 하는 많은 일 중 가장 중요한 임무는 '산소'를 세포에 전달하는 일이다. 생명 활동에 필요한 에너지를 산소의 화학 반응에 의존해서 얻기 때문이다. 인체는 산소가 없으면 채 5분도 안 돼 생존에 위협을 받는다. 밀폐된 공간에 갇히면 무의식적으로 가쁘게 숨을 몰아쉬며 공기구멍부터 찾고, 물에 빠지면 죽자 살자 고개를 물 밖으로 내밀려고 하는 것도 다 그런 이유에서다.

혈액의 산소 배달부 역할을 거드는 것은 심장이다. 심장은 근육을 힘껏 조였다가 풀었다가를 반복하면서 혈액이 온몸 구석구석에까지 흘러가도록 유속을 조절한다. 심장의 도움으로 산소를 세포에 전달하고 돌아온 혈액은 폐로 가서 산소를 재충전한 뒤 또다시 심장을 통해 온몸으로 퍼지는데, 이것이 원활한 혈액 순환의 과정이다.

혈액이 몸속을 순환할 때는 혈관을 타고 흐른다. 심장에서 나갈 때는 두껍고 탄성이 좋은 동맥을 타고 힘차게 뻗어 나가는 반면, 산소를 세포에 전달하고 이산화탄소와 노폐물을 받아서 돌아올 때는 얇은 정맥을 따라 천천히 흐른다. 두 혈관의 혈액은 필요한 물질이 있으면 모세혈관을 통해 서로 교환하는데, 일방통행로인 동맥·정맥과 달리 모세혈관은 동맥과 정맥을 연결해 주는 교차로인 셈이다.

혈액이 실어 나르는 건 산소만이 아니다. 생명체가 살아 움직이려면 에너지가 필요한데 그것도 아주 많은 양이 필요해서 음식으로 에너지원을 충당한다. 음식을 먹어 섭취한 영양분을 세포로 운반하는 임무 또한 혈액이 맡는다. 우리는 음식을 먹으면 위에서 잘게 으깬 뒤 장으로 보내 분해·합성·소화·흡수한다. 혈액의 영양소 운반 작업은 이때부터 시작된다. 혈액은 장에서 흘려보낸 영양물질을 가장 먼저 간으로 가져가 여러 조직에 흡수되도록 분해·합성, 해독한 뒤 온몸을 돌면서 각 세포로 나른다. 그러면 세포에서는 필요한 물질은 취하고 나머지는 내버리는데, 생명 에너지를 얻기 위한 인체의 다양한 화학 반응과 작용이 '물질대사'다. 요컨대 인체는 생명 활동에 필요한 에너지를 물질대사를 통해 생산하는 고도의 화학 공장인 것이다.

인체의 화학 공장에는 대사 작용을 실행하는 숨은 일꾼이 있다. 바로 효소와 호르몬이다. 이들은 음식물의 소화·흡수를 도우면서 갖가지 화학 반응의 정도와 속도를 조율한다. 덕분에 인체는 신체 에너지를 얻을 뿐 아니라 체온과 수소이온 농도, 체내 삼투압 등을 일정하게 조절하면서 자율신경의 균형을 잡는다. 이러한 대사 과정은 '인체의 최첨단 방어 시스템'이라고 하는 면역 체계에 의해서 보호된다. 면역은 신체 균형을 깨뜨리는 모든 상황에 발 빠르게 대처하면서 몸속의 질서를 지키기 위해 힘차게 반응한다.

이처럼 우리 몸은 외부환경이나 내부 상태가 변할 때 혈액 순환과 대사 활동, 면역 체계가 서로 긴밀히 소통하고 협력하면서 신체 기능을 최적의 상태로 유지하는데, 이를 '항상성(homeostasis)'이라고 한다. 한여름의 뙤약볕이나 한겨울의 한파에도 체온이 일정하게 유지되고, 설탕 범벅의 도넛을 먹어도 혈당이 적정 범위로 조절되며, 자면서도 호흡과 심장 박동이 멈추지 않고, 넘어져서 까진 상처에는 딱지가 앉는 등 당연해 보이는 모든 생리적 현상이 실은 생존을 위해 정밀하게 맞물려 돌아가는 인체의 건강 유지 시스템, 즉 항상성 덕분이다. 그래서 항상성을 흔히 '내 안의 의사'라고 말하는 자연 치유력이라고 할 수 있다.

별 탈 없이 자연 치유 과정을 반복할 때 우리 몸은 활력이 넘치고 건강하지만 대사, 혈액 순환, 면역 반응의 협업에 균열이 생기면 당장 고혈당, 고혈압, 고지혈증 같은 혈액·혈관의 건강에 비상 경고등이 켜진다.

우리 몸은 어느 날 느닷없이 병들지 않는다. 특히 대사증후군은 그간 내가 살아온 습성이 몸으로 드러난 것이다. 몸에 이상이 생기면 나의 일상을 점검하고 병을 만드는 환경과 생활, 습관 등을 살펴야 한다. 그래야 어디로 가야 할지 길이 보이고 무엇을 해야 할지 방법을 얻을 수 있다. 원인을 알지 못하면 치료할 희망이 없다.

대사질환, 생명활동에 켜지는 적신호

한동안 기름진 음식을 배불리 먹고, 신체 활동을 게을리하며, 쌓이는 스트레스를 제대로 풀지 않으면 몸의 컨디션은 곤두박질친다. 두통과 어깨결림이 잦고, 자고 일어나도 피곤하며, 하루가 다르게 살이 불어간다. 이럴 때는 그간 먹은 음식과 살아온 생활이 '건강에 좋지 않았다'는 사실을 얼른 알아채야 한다. 아무 생각 없이 같은 행동을 되풀이하면, 우리는 대사증후군을 거쳐 중증 대사질환의 늪에 걷잡을 수 없이 끌려 들어갈 것이다.

다시 말하면 식습관과 생활 습관이 대사를 방해하고 병의 원인을 제공했다는 얘기다. 같은 형제라도 형은 근육질 몸에 활기가 넘치는데 동생은 뚱뚱하고 병을 달고 산다면, 이는 명백히 두 사람의 생활습관이 만든 차이다. 타고난 몸보다 꾸준히 반복하는 행동(습관, 버릇)이 건강을 좌우한다는 사실을 보여주는 예다. 그래서 요즘은 대사증후군을 '생활습관병'이라고 한다.

그렇다면 생활 속 사소한 습관이 도대체 어떻게 건강을 위협한다는 걸까? 습관의 영향이 그렇게 치명적일 수 있을까?

몸은 습관의 결과물이다. 습관대로 살면서 습관처럼 빚어진다. 아무 생각 없이 호흡하고 먹고 움직이고 자는 사이, 몸은 습관의 방향으로 기울 수밖에 없다. 하지만 건강하려면 균형이 매우 중요하다. 균형이 깨지는 순간 생명 시스템에 비상등이 켜지는데, 가장 큰 문제가 '몸의 산성화'다.

우리 몸은 체액의 산도(pH 7.0 이상이면 알칼리성, 미만이면 산성)가 약알칼리(pH 7.4)일 때 대사 활동이 가장 활발한데, 주식으로 먹는 정제된 곡류나 자주 즐겨 먹는 육류와 어류, 빵과 면 같은 밀가루 음식은 모두 산성이다. 입맛을 사로잡는 식품이 주로 산성이니 입이 즐거운 음식만 먹다 보면 몸이 산성화될 수밖에 없다. 게다가 우리가 매일 접하는 오염된 공기와 스트레스가 높은 생활 환경도 몸을 산성화시킨다.

특히 대사는 섭취한 영양소를 에너지로 바꾸는 과정에서 노폐물, 즉 대사산물을 남긴다. 우리가 생명 활동을 하려면 산화물질은 필연적이라는 말이다. 대사산물은 강한 독성으로 세포를 산화·손상시키고, 산화된 세포는 즉각 염증 반응을 일으켜 건강에 이상을 초래한다. 예를 들어, 아침에 일어날 때 몸이 찌뿌둥하고 머리가 지끈거리며 배와 손발이 차다면, 포도당과 지질의 대사산물인 젖산과 과산화물이 쌓여 염증이 생긴 것이다. 암모니아와 요산·요소 같은 단백질 대사산물은 주로 혈관에 쌓여서 염증을 일으킨다.

본래 염증은 상처를 치료하고 감염을 막기 위해 일어나는 자연스러운 면역 반응이다. 손상된 세포를 자연 치유하기 위한 몸의 조처인 것이다. 그런데 인체를 산성화하는 '산화스트레스'가 꾸준히 계속되면 염증이 만성화되어 되레 세포의 기능을 떨어뜨린다. 염증이 대사에 걸림돌이 되는 악순환의 고리가 되는 것이다.

반면, 산화스트레스를 단번에 수십 배, 수백 배나 높이는 경우가 있다. 바로 '세포 폭탄'이라 불리는 활성산소가 그 주범이다. 활성산소는 (육류와 생선에 많은) 동물성 포화지방산이 스트레스 호르몬을 만나면 대량으로 생성되는 산소의 찌꺼기인데, 폭발적인 산화력으로 염증 폭풍을 일으킨다. 이것이 수십 배로 더욱 강력해지면 '사이토카인 폭풍'이 되는데, 코로나 백신을 맞고 사망한 원인이 바로 그것이다.

누구나 알겠지만, 산소는 대사 과정에서 모든 화학 반응을 주도하는 없어서는 안 될 물질이다. 하지만 산소가 대사 과정에서 전자를 쓰고 활성산소가 되면 다른 세포에게서 부족한 전자를 막무가내로 빼앗는 폭군으로 돌변하는데, 이때 수소(H)를 만나면 과산화수소($H2O2$), 지방을 만나면 과산화지질(lipid peroxidation)이 되어 세포막을 손상시키고 각종 염증과 궤양을 일으킨다. 과산화수소가 다시 둘로 쪼개져 히드록실기(OH-)로 바뀌면 세포핵을 파괴하고 유전자 변이를 일으키는 악성 폭탄으로 둔갑한다.

염증으로 인해서 세포는 점차 제 기능을 잃으면서 파괴되는데 그 과정을 살펴보면, 보통 울타리 역할을 하는 세포막이 먼저 손상된다. 염증이 나아지지 않고 더 심해지면 세포 마당에 있는 미토콘드리아가 이어서 손상되고, 급기야는 가장 안쪽의 세포핵마저 손상·변이된다.

세포막이 손상되면 세포는 그 기능이 절반 가까이로 뚝 떨어진다. 이때 대사증후군과 함께 간염, 위염, 장염, 폐렴 등 각종 염증 질환이 나타난다. 염증이 계속되면 미토콘드리아가 파괴되면서 차츰 궤양과 섬유화-경화-경색 단계를 거치게 된다. 그러면 세포는 정상 세포의 10%밖에 기능하지 못하고 동맥경화, 협심증, 뇌경색 같은 혈관성 질환을 유발한다. 상황이 더 악화되어 세포의 핵마저 손상되면 유전자 변이가 일어나 지방종, 용종, 근종과 같은 양성종양과 고형암, 혈액암과 같은 악성종양이 생긴다. 요컨대, 혈액의 상태로 대사 장애를 알리는 대사증후군은 위궤양, 간경화, 심근경색, 뇌출혈, 암 등 치명적인 만성 대사질환의 신호탄인 셈이다.

대사 장애와 혈액 순환의 관계

인체의 대사는 혈액의 긴밀한 협력으로 이루어진다. 그래서 대사 장애는 십중팔구 혈액 순환 장애로 이어져 혈관성 질환을 야기하는데, 대사 장애가 만든 고혈당과 염증이 혈류를 더디게 하고 혈관을 막아서다. 대사 장애와 혈관성 질환의 연관성은 혈관을 '4차선 고속도로'에 비유하면 이해하기 쉽다.

혈관이 4차선 도로처럼 시원하게 뚫려 있으면 혈액의 흐름이 원활하여 대사 과정도 순조롭다. 하지만 스트레스로 인해 혈관이 수축되거나 독소와 노폐물이 쌓여 혈관이 3차선으로 줄어들면 혈류가 방해를 받는다. 혈행이 느려지면 심장은 압력을 높여 더 힘껏 혈액을 밀어내는데, 그때 순간적으로 압력이 높아진 혈액이 혈관 벽에 상처를 내면서 염증이 생긴다. 염증으로 탁해진 혈액은 다시 혈압을 높이는 원인이 되어 염증을 악화시킨다. 이것이 바로 대사증후군 단계다.

염증이 만성화되면 피가 서로 엉겨서 혈관 벽에 덕지덕지 들러붙게 된다. 혈관이 2차선으로 좁아지는 것이다. 당뇨병, 고혈압, 이상지질혈증 같은 대사질환이 이때 진단된다. 세포가 산소와 영양소를 제대로 공급받지 못해 제 기능을 온전히 수행하지 못하는 '부전(不全)' 단계에 이른 것이다.

상황이 더욱 악화되어 세포가 섬유화·경화되면 조직이 딱딱하게 굳거나 심하게 쪼그라들어 기능을 완전히 상실하고 만다. 이 단계에 들어가면 만성 통증에 시달리면서 언제 심혈관 질환이 발생할지 모르는 위험을 안고 살게 된다.

혈관이 더욱 좁아져서 1차선이 되면 말초혈관이 대부분 막히고, 오랫동안 산소와 영양소를 공급받지 못하는 곳에서 종양이 생겨난다.

종양이 악성화되면 암세포가 된다.

만성 염증으로 인해 세포의 기능이 떨어지면서 생기는 대사증후군은 언젠가 생명을 위협하는 중증 대사질환이 된다. 일상생활을 하는 데 그다지 어려움이 없다고 대사증후군을 외면하거나 무시해서는 안되는 이유다. 그렇다면 세포의 기능을 계속 악화시키는 악순환의 고리를 끊기 위해서는 어떻게 해야 할까? 만성 염증의 원인을 찾아 악순환의 과정을 선순환으로 돌려야 할 것이다.

memo
만성 염증을 키우는 나의 생활 습관은

_____

_____

_____

_____

_____

_____

만성 염증을 키우는 생활 습관

'과유불급'이라는 만고의 진리가 있다. '지나치면 모자라느니만 못하다'는 이 말은 건강에 있어서는 절대적이다. 인체의 건강한 생명력은 끊임없이 덜어내면서 균형을 맞추는 과정에서 얻어지기 때문이다. 채우는 것은 덜어낸 다음이어야 한다.

그런데 요새는 먹을거리고, 오락거리고, 일거리고 모든 것이 넘쳐난다. 회사·학교 다녀야지, 취미생활 즐겨야지, 자기계발에 힘써야지, 하루가 다르게 발전하는 정보 따라 잡아야지, 동료와 술 한 잔 기울이며 인간관계도 다져야지, 낮이고 밤이고 할 일이 태산이다. 그 와중에도 짬짬이 핸드폰과 미디어를 켜고 세상의 모든 정보와 볼거리, 놀거리를 놓치지 않고 챙겨 보며 망중한을 즐긴다. 먹을거리는 어떤가. 밤늦은 시간이라도 걱정할 게 없다. 집 근처 편의점만 가도, 혹은 그마저도 귀찮으면 스마트폰으로 주문 버튼만 눌러도 얼마 안 돼 푸짐한 음식이 배달되어 식탁 앞에 앉을 수 있다. 아니면 밀키트의 초간단 레시피로 즉시 조리해서 먹을 수 있다.

과로, 과음, 과식… 덜어낼 새도 없이 채우는 일상이 계속되면 몸속 장기들은 야근과 철야에 시달리며 녹초가 된다. 게다가 몸속에 쌓인 노폐물이 독소를 내뿜으면 극심한 피로감에 휩싸여 나가떨어지고 만다. 이 모든 과정이 바로 우리 몸에 만성 염증을 일으키는 산화스트레스 환경이다.

염증이 만성화되었다는 얘기는 염증이 일상의 영역으로 들어왔다는 말과 같다. 다시 말하면, 습관적으로 반복되는 일상에 제동을 걸지 않으면 산화스트레스가 고공 행진할 것이고, 그럼 만성 염증의

> 나는 무엇에 가장
> 스트레스를 받는가?

늪에서 헤어나올 수 없다는 뜻이다.

질병의 난장판에 휘말리지 않으려면, 산화스트레스를 일으키는 몸의 습성부터 깨야 한다. 습관혁명은 제대로 알고 단호히 끊어내는 것에서 시작된다. 낡은 틀을 먼저 깨야 새 틀을 바로 세울 수 있으니 말이다. 그러니 먼저 우리 몸을 산성화하여 만성 염증을 일으키는 일상 속 산화스트레스가 무엇인지 살펴보자.

① 과도한 스트레스

스트레스라고 하면 걱정·불안·공포·초조 같은 정신적 스트레스만 떠올리는 사람들이 많다. 물론 정신적 스트레스는 우리가 알아채지 못하는 사이 빠르게 몸을 병들게 한다. 해결되지 않은 갈등과 과도한 정신적 충격으로 인해 부정적인 감정이 북받치면 에피네프린(epinephrine) 같은 스트레스 호르몬이 급격히 증가한다. 그로 인해 혈관이 수축하고 혈압이 높아지면서 혈액 순환 장애와 함께 활성산소가 대량으로 생성되어 세포를 파괴한다.

그런데 현대인은 정신적 스트레스만 있는 것이 아니다. 과로·불면증·외상 같은 육체적 스트레스와 공해·전자파·방사선 같은 환경적 스트레스도 상당하다. 대한민국은 '과로 사회'라고 불릴 만큼 노동 강도가 세고, 공기 질을 위협하는 미세먼지가 1년 내내 극성이며, 아이부터 노인 세대까지 온종일 전자 기기에 노출되어 있어서 가히 '스트레스 공화국'이라고 불릴 만하다. 특히 최근에는 전자 기기에서 대량 방출되는 전자파와 방사선이 건강에 대단히 위협적이다. 최근 젊은이들 사이에서 침샘암이 빠르게 늘고 있는데 그 주된 이유가 '핸드폰'이다. 핸드폰을 귀에 대는 곳에 침샘이 있어서다.

사실 스트레스가 우리 몸에 해로운 것만은 아니다. 적당한 자극은 오히려 면역력을 높이고 신체 적응력을 향상시키는데, 문제는 과도하게, 너무 오래 지속된다는 데 있다.

② **독소 가득한 생활 환경**

만성 염증을 부르는 독소에는 중금속, 화학물질, 장내 유해균의 대사산물이 있다. 모두 폭발적인 염증 반응을 초래하여 세포를 산화시킨다.

중금속은 강한 독성으로 세포를 녹슬게 한다. 대사 장애를 일으키는 직접적인 원인이 될 정도로 치명적인데, 우리가 매일 마시는 공기에는 자동차나 공장에서 내뿜는 매연은 말할 것도 없고 미세먼지와 황사 등 중금속이 잔뜩 섞여 있다. 식탁에 자주 올리는 생선이나 해산물은 '중금속을 곁들여 먹는 꼴'일 정도로 중금속 함유량이 높다. 바다가 오염된 탓이다. 치아 교정을 위한 금속성 치아와 아말감 같은 충치 보철물, 심지어 금니도 중금속 덩어리다. 금니는 이름이 무색하게도 20~30%의 금을 빼면 나머지가 다 중금속이라고 한다. 현대사회는 중금속을 피할 길이 거의 없지만, 대신 중금속 배출에 도움을 주는 클로렐라나 고수, 마늘, 마그네슘 같은 식품이나 음이온으로 중금속의 독성을 줄여야 한다.

그 뿐인가. 우리 입맛을 사로잡는 가공식품이나 식당 음식은 화학조미료와 환경 호르몬 범벅이다. 몸에서 자연적으로 생성되지 않고 화학적으로 합성해 만든 물질은 무엇이든 독성이 있다. 흔히 유독물질로 알려진 술, 담배, 농약은 물론이고 화학적으로 제조·가공한 약, 조미료, 식품 첨가물 등도 몸에 매우 해롭다. 무엇보다 간 기능을 크

> 나는 나를 사랑하는가?

게 손상한다. 간은 해독·대사 활동을 주관하는 기관이라, 기능을 제대로 수행하지 못하면 생명 활동에 큰 위협이 된다. 간 기능이 떨어졌다면 가공식품을 멀리하고, 유기농이나 무농약 식품을 섭취하며, 화학 약물 복용에 주의해야 한다. 매일 먹는 약이 있다면 3개월 안에 줄이거나 끊어야 한다. '약 안 먹어서 더 나빠지면 어떡해요?' 하고 반문하는 사람들이 많지만, 화학 성분은 아무리 약이라고 해도 독성이 있다. 오래도록 건강한 삶을 유지하려면 위급할 때만 적절히 사용한다는 원칙을 세워야 할 것이다.

장내 세균인 미생물도 독소의 원인이다. 사람의 장에는 100조 마리가 넘는 세균이 서식하는데, 유익균이 85%, 유해균이 15% 정도로 유지될 때 가장 건강하다. 하지만 각종 화학 물질에 노출되면 유익균은 줄어들고 유해균이 증가한다. 특히 항생제 처방율이 높은 것이 우리나라 사람들의 장 건강을 해치는 가장 큰 원인이다. 거기에다 장 점막이 손상되면 각종 유해균이 장벽을 뚫고 체내로 들어와 염증을 일으키는 '장누수증후군'을 유발하고 각종 자가 면역 질환과 만성 질환으로 이어진다. 장은 면역 기능의 70%를 담당하는 장기여서 면역이 떨어지면 온갖 질병의 표적이 된다. 변 상태를 보면 그 사람의 장 상태를 알 수 있다. 장 건강을 위해 유산균이 많은 발효 식품과 장내 세균의 먹이가 되는 식이섬유가 풍부한 음식을 섭취하고 장에 나쁜 화학 물질을 피해야 할 것이다.

③ 영양의 불균형

지금의 한국 사회는 가히 먹거리 천국이다. 각양각색의 재료, 다양한 요리법, 특별한 맛으로 세계인의 입맛을 사로잡고 있다. 그런데 이런 음식들이 죄다 단짠단짠, 칼로리 폭탄 딱지가 붙은 고열량 음식들이라는 데 문제가 있다. 1인분이 하루 권장 섭취량인 2천 칼로리를 훌쩍 넘는 것이 태반이다. 게다가 가장 문제는 영양의 불균형이 심각하다는 사실이다.

우리 몸은 음식물로 신체 에너지의 대부분을 충당하는데, 이때는 에너지원이 되는 열량소(탄수화물, 단백질, 지방)와 에너지 생산을 돕는 조절소(비타민, 미네랄, 물)는 물론이고, 산성(산화 물질)과 알칼리성(항산화 물질) 식품을 균형 있게 섭취해야 원활한 생명 활동이 가능하다.

그런데 열량소만 잔뜩 먹고 조절소는 먹을까 말까이니 열량소가 에너지로 바뀌지 못하고 체내에 독소로 남게 된다. 반대로 열량소 없이 조절소만 잔뜩 먹는 사람도 있다. 이런 경우에는 에너지원이 부족해 기력이 떨어진다.

산성과 알칼리성 식품 섭취의 불균형도 문제다. 불행하게도 우리가 먹고 마시는 거의 모든 것들이 몸을 산성화시키는 산화 물질들이다. 이에 대항하려면 인체를 알칼리화하는 항산화 물질을 끼니마다 챙겨 먹어 체내를 중화시키는 것이 필요하다. 항산화 물질로는 통곡류, 채소·과일류 등에 풍부한 비타민과 미네랄, 오메가 지방산이 대표적이다. 그런데 많은 사람들이 비타민과 오메가3는 꼼꼼히 챙겨 먹는 데 반해 미네랄에 대해서는 무심하다. 인체를 구성하는 54종의 원소 중 50종이 미네랄이다. 칼륨(K), 칼슘(Ca), 나트륨(Na), 마그네슘(Mg), 인(P), 염소(Cl), 황(S) 같은 대량 미네랄과 철(Fe), 요오드(I), 망간(Mn), 구리(Cu), 아연(Zn), 셀레늄(Se), 코발트(Co) 같은 소량 미네랄은 농도 변화로도 대사나 인슐린 호르몬 합성에 영향을

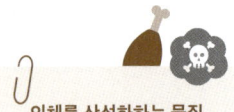

인체를 산성화하는 물질

스트레스 호르몬,
동물성 포화지방산,
활성산소 단당류, 식품 첨가물,
공기 오염 물질, 환경 호르몬,
중금속 등

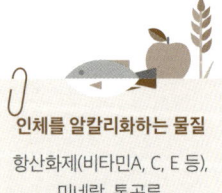

인체를 알칼리화하는 물질

항산화제(비타민A, C, E 등),
미네랄, 통곡류,
채소류, 제철 과일,
오메가 지방산 등

미친다. 혈압 조절, 체액의 중화, 신경계 조화와 관련한 각종 조절도 맡아 한다.

미네랄은 가짓수가 너무 많아 건강기능식품으로 보충하는 데는 한계가 있다. 가장 좋은 섭취법은 식물을 통해서 땅속의 다양한 미네랄을 얻는 것인데, 비료와 살충제, 제초제 같은 화학 농법으로 토양이 황폐해져 요즘은 그마저도 어려워졌다. 자연 농법으로 농사를 짓던 50여 년 전과 비교하면 지금은 식물의 미네랄 함량이 5분의 1도 안 된다고 한다. 예전보다 5배를 먹어야 같은 양의 미네랄을 얻을 수 있다는 얘기다. 시대의 변화는 어찌할 도리가 없으니 차치하고, 풍부한 미네랄 섭취를 위해 의도적으로 유기농 농산물을 먹어야 한다.

자연 농법으로 키운 농작물은 미네랄뿐 아니라 노지에서 바람을 맞고 햇볕을 쬐며 자라서 비타민도 풍부하다. 거실 창문 앞에서 아무리 햇볕을 쬐어봤자 비타민D를 얻을 수 없듯이, 하우스에서 키운 농작물들은 비타민을 생성하는 데 부족함이 많다. 비타민과 미네랄이 풍부한 농작물을 얻으려면 자그마한 텃밭에서 직접 키워서 먹는 게 최선이다.

'생활습관병'이라고 불리는 대사증후군의 온전한 치료는 산화스트레스를 일으키는 습관을 바로잡는 것뿐이다. 몸을 망가뜨렸던 그간의 식습관과 생활 습관, 마음 습관을 자세히 들여다보고 무엇이 병인인지 샅샅이 파헤치고 살펴서, 그것이 무엇이든 과감하게 바꾸고 새로워지는 습관혁명만이 만성 염증의 악순환에서 벗어나는 길이다.

약만으로는 치료되지 않는다

현대 의학에서는 대사증후군을 화학 약물로 조절한다. 혈관이 터지거나 혈전이 혈관을 막는 등 돌연사나 위급 상황에 대비해서다. 응급조치가 필요한 상황에서는 약의 도움을 받는 게 맞다. 하지만 위급하지도 않고 아직 큰 병이 아니라서 스스로 관리할 수 있는데도 약물을 투입해 증상만 없애는 건 병을 대하는 올바른 자세가 아니다.

대사증후군은 우리 몸의 이상 신호를 먼저 알리러 온 손님이다. 반갑지 않은 소식을 들고 왔다고 몽둥이를 휘둘러 손님을 내쫓아 버려서야 될까? 성심을 다해 맞이했다가 지혜롭게 보내면 오히려 건강한 습관과 새로운 삶을 선물받을 수 있다.

그런데 약을 써서 증상만 가리고 말면, 십중팔구는 훗날 맹렬히 덮쳐오는 질병의 폭풍과 맞닥뜨리게 된다. 질병의 원인을 바로잡지 않았으니 시간이 흐를수록 병인은 더욱 커질 것이다. 임시방편으로 쓴 약물이 오히려 병인을 더 악화시키기 때문이다. 그래서 처음에는 한 알 먹던 약이 두 알, 세 알…로 점차 늘어가는 것이다.

당뇨병의 약물 치료

당뇨병의 약물 치료 과정만 봐도 그렇다. 현대 의학에서는 당뇨병이 진단되면, 혈당을 표적으로 삼아 높은 혈당을 낮추는 데만 급급한다. 체중 감량을 권하며 당장 혈당강하제부터 처방한다. 혈당강하제는 대부분 췌장을 자극해 인슐린 분비를 촉진하거나, 대사 과정의 일부를 차단하거나 억제한다. 인슐린이 포도당을 세포 안으로 들여보내는 역할을 하기 때문이지만, 당뇨병의 근본적인 문제는 인슐린의 저항성이다. 인슐린이 제 할일에 소홀해지는 것이다. 그런데 혈액 속의 포도당을 낮추자고 인슐린만 늘리면 되레 병을 키우는 역효과를 낳게 된다. 처음 약을 먹을 때는 당연히 혈당 수치가 빠르게 조절되는데 얼마 안 돼 살이 찌면서 다시 혈당이 올라간다. 약이 인위적으로 지방대사를 방해해서 체중을 올리는 것이다.

살이 찌면 다시 혈당이 올라서 약 용량을 늘리게 되고, 그럼 또 살이 쪄서 혈당이 올라간다. 복용 약으로 대처가 안되면 인슐린 주사를 처방하는데, 무엇이든 과다하면 충돌이 일어나는 법이라 혈중에 인슐린이 많아지면서 인슐린 저항성은 더 커진다. 그럼 다시 혈당이 오르고 살이 찌는 악순환이 되풀이된다. 그 과정에서 고혈당에 고인슐린혈증까지 겹쳐 혈액은 심하게 오염돼 혈류가 느려진다. 오염된 혈액은 간을 피로하게 하고, 느려진 혈류는 심장에 부담을 준다.

당뇨병이나 당뇨병 전 단계 진단을 받았다면, 이미 수년 전부터 세포가 포도당을 충분히 얻지 못해 대사를 수행하는 데 어려움을 겪고 있었다고 봐야 한다. 약물을 써서 혈당만 낮춘다고 해결될 일이 아니다. 식이요법과 체중 감량, 운동 등으로 망가져 가는 건강 시스템을 바로잡는 노력 없이는 뒤쫓아오는 합병증의 공격에 속수무책일 수밖에 없다.

게다가 혈당은 시간을 두고 단계적으로 낮춰야 한다. 인체는 수많은 기관의 작용과 다양한 화학 반응이 긴밀하게 맞물려서 건강 상태를 유지하는 것인데, 혈당강하제나 과도한 운동, 다이어트 등으로 급작스레 혈당을 떨어뜨리면 자율신경계와 중추신경계가 바로 적응하지 못해 저혈당 쇼크에 빠질 수 있다. 실제로 영국 카디프 대학의 연구에서 약물 복용 등 공격적인 방법으로 혈당을 정상 수준으로 내리는 것은 오히려 위험하다는 결과가 나왔다.

고혈압의 약물 치료

고혈압의 약물 치료 과정도 마찬가지다. 의사들은 혈압이 높으면 바로 혈압강하제를 처방한다. 높은 혈압으로 혈관이 터지는 일을 사전에 막기 위함이다. 뇌졸중, 뇌출혈, 심장병 등의 문제는 혈압약의 도움을 받아 응급상황을 예방해야 한다.

하지만 주지해야 할 사실은, 혈압약 역시 치료제가 아니라 증상 완화제일 뿐이라는 사실이다. 무턱대고 높은 혈압만 낮추면, 혈류가 약해서 혈액이 뇌나 발끝까지 가지 못한다. 그러면 치매에 걸릴 확률이 높아지고 골절의 위험도 생긴다. 또한 신장의 혈류량이 줄어들어 신장 기능도 떨어진다. 병원 응급실에 실려 오는 뇌졸중, 심근경색 환자 중에는 오랫동안 혈압약을 먹은 사람이 적지 않다. 만성신부전 환자들도 대부분이 혈압약을 오래 복용한 사람들이다. 화학 약물이 합병증을 예방하지 못할 뿐만 아니라 오히려 촉진한다는 사실이 임상에서 여실히 증명되는 것이라 할 만하다.

혈압이 지나치게 높을 때는 혈압약을 복용해 응급 상황을 예방해야 한다. 하지만 한두 달을 넘기지 않는 게 좋다. 물론 병원의 의사들은 이구동성으로 엄포부터 놓는다.

"약을 먹다 말다 하다가 갑자기 혈관이 터지면 생명이 위험합니다. 매일 꼬박꼬박 드세요."

약물 의존도가 높아지면 자기 안의 자연 치유력도 떨어지고 약물 부작용이라는 새로운 문제와 맞닥뜨리게 된다. 혈압약은 보통 심장 근육의 움직임을 둔화시키거나 혈관을 확장하여 혈압을 낮추는 것이라 심장을 압박하거나 장기로 가는 혈류량을 줄여서 또 다른 질병의 세계로 밀어넣을 수 있다.

물론 약을 끊는 게 쉽지는 않다. 처음 한동안은 식생활과 운동에 충실해도 수치의 변화가 없을 수 있다. 오히려 올라가기도 한다. 약이 해주던 일을 몸이 스스로 하게 되니 적응 기간이 필요한 것이다. 하지만 순간의 불안을 떨쳐내고 자신의 신중한 선택을 믿고 생활 습관을 건강하게 바꾸면 분명 혈압은 내려간다.

혈압 역시 욕심은 금물이다. 조급함에 혈압을 지나치게 떨어뜨리면 갑자기 혈류량이 감소해 몸 여러 군데가 망가질 수 있다.

콜레스테롤의 약물 치료

콜레스테롤 조절제는 특히 논란의 여지가 많다. 병원에서는 LDL 콜레스테롤 수치가 높으면 당연하게 콜레스테롤 저하제를 처방한다. 심장병의 위험을 줄이기 위해서라고 하지만 무작정 수치를 떨어뜨리는 건 따져봐야 할 일이다. 콜레스테롤은 성호르몬의 원료이면서 세포막과 신경세포의 주성분이자 비타민D를 합성하고 담즙을 만드는 생명 유지에 필수적인 성분이기 때문이다.

실제로 콜레스테롤 저하제는 부작용이 무시무시하다. 신경세포 손상, 근육의 손상과 통증, 기억력 저하, 성욕 저하뿐 아니라 심정지를 유발하기도 한다. 미국의 저명한 심장 전문의이자 세계적인 코엔자임Q10 연구자인 랑스조엔 박사는 논문을 통해 심장병 환자가 '스타틴(콜레스테롤 저하제)'을 먹지 않으면 오히려 생존율이 높아진다고 말했다. 콜레스테롤약이 코엔자임Q10 생성을 억제해 심장에 악영향을 미친다는 사실을 확인했던 것이다. 코엔자임Q10은 심장 세포에 에너지를 공급하는 촉매 역할을 하면서 혈압을 낮춰주기 때문에 부족하면 심장에 큰 타격을 준다.

최근의 연구 결과는 더 충격적이다. 콜레스테롤 저하제를 복용하여 LDL콜레스테롤이 지나치게 적어지면 출혈성 뇌졸중의 위험이 높아졌고, HDL콜레스테롤이 적어지면 치매 위험이 높아졌다. 그런데도 현대 의학계에서는 콜레스테롤을 뇌졸중과 심장질환의 대표 원인으로 간주하고 약물을 사용하는 데 주저하지 않는다.

유전적 원인이 아니라면 콜레스테롤 조절제는 곧바로 중단하는 게 좋다. 콜레스테롤은 식이요법과 운동만으로 얼마든지 조절할 수 있다. 엄밀히 말해서 심장병의 주요 원인은 만성 염증이다. 만성 염증을 줄이는 방법은 콜레스테롤보다 생활 습관을 바꿔 대사와 혈액순환을 정상화하는 데 있다. 콜레스테롤이 심장병의 유일한 원인이라는 고정 관념부터 버려야 한다.

온전한 건강의 회복은 약물로 단기간에 얻어낼 결과값이 아닌, 자신의 의지와 노력으로 장기간 매일의 변화 값을 충실히 쌓아갈 때 이루어진다. 우리 몸은 오랜 습관이 만들어 낸 결과물이다. 습관을 바꾸지 않으면 달라질 수 없다. 그래서 시간이 걸리더라도 몸이 보내는 신호에 귀를 기울이고 성심껏 반응해야 한다. 꾸준한 노력이 조금 불편하다고 해서 단번에 약물로 덮어버리는 건 예의가 아니다. 진정으로 이해하고 존중하면 몸에 들러붙은 오랜 습관도 어렵지 않게 끊어낼 수 있다.

물론 약을 끊는 게 쉽지는 않다. 처음 한동안은 식생활과 운동에 충실해도 수치의 변화가 없을 수 있다. 오히려 올라가기도 한다. 약이 해주던 일을 몸이 스스로 하게 되니 적응 기간이 필요한 것이다. 하지만 순간의 불안을 떨쳐내고 자신의 신중한 선택을 믿고 생활습관을 건강하게 바꾸면 분명 혈압은 내려간다. 혈압 역시 욕심은 금물이다. 조급함에 혈압을 지나치게 떨어뜨리면 갑자기 혈류량이 감소해 몸 여러 군데가 망가질 수 있다.

TIP 왜 고혈압 기준이 계속 낮아지는 걸까요?

대한의학회의 2018년 '혈압의 분류기준'과 '고혈압 환자의 약물치료원칙'은 다음과 같다.

* 고혈압 1기   140-159 또는 90-99
* 고혈압 2기   ≥ 160 또는 ≥ 100

심뇌혈관 질환이나 표적장기 손상이 없는 1기 고혈압은 수개월 간의 생활 습관 개선 후 목표혈압 이하로 혈압조절이 안된다면 약물치료를 시작할 것을 권고한다. 그런데 대부분의 의사들은 '수개월 간의 생활 습관 개선 후'가 생략되고 바로 약물을 처방한다.

2017년에 미국 심장학회(ACC)와 미국심장협회(AHA)는 고혈압의 범주를 다음과 같이 새로운 혈압 지침을 발표했다.

* 고혈압 1 단계   수축기 130-139mmHg 또는 이완기 80-89mmHg
* 고혈압 2단계   수축기 최소 140mmHg 또는 이완기 최소 90mmHg

미국을 따라가는 대한고혈압학회도 '2022 고혈압 진료지침'을 공개했는데 기존보다 강화된 목표 혈압을 제시하고, 고위험군의 경우 130/80mmHg 미만으로 기준을 낮추고 합병증이 없는 단순 고혈압은 목표 혈압을 140/90mmHg 미만으로 했다. 고위험군이라 함은 무증상 장기 손상, 심뇌혈관 위험인자가 다발성(3개 이상 또는 당뇨병이 동반됐을 경우 2개 이상)으로 존재하는 경우이다.

이 지침은 심혈관 질환의 위험이 있는 개인을 조기에 식별하고 혈압 관리를 위한 생활 습관 수정 및 조기 개입을 촉진하는 것을 목표로 했다고 하지만 고혈압 기준을 낮춘 것은 과잉 진단에 해당된다고 생각하는 의사들도 많이 있다.

> "
> 고혈압은 단순히 심부전과 뇌졸중의 위험 인자인데, 이제 그 자체가 질병으로 분류된다. 고혈압의 기준을 낮춘 것은 과잉 진단에 해당한다.
> "
> 레이첼 부크바인더, 이언 해리스의 『히포크라시』 중에서

합병증은 약에만 의존한 결과

대사질환은 합병증이 생기기 전까지 이렇다 할 증상이 거의 없다. 건강검진에서 혈당과 혈압, 혈중지질 등의 수치를 확인하고 나서야 건강에 빨간불이 켜졌음을 인지하는 경우가 대부분인 이유다. 병이 몸으로 드러나지 않았다는 건, 그래서 아직 그럭저럭 살 만하다는 건, 큰 병으로 번지기 전에 불씨를 잡을 수 있는 상황이라는 뜻일 게다.

그런데 대사질환이 진단되면 약에 의존하려 든다. 손쉽게 다시 정상의 범주에 속할 수 있는 편의성 때문일 것이다. 하지만 약에 대한 맹신은 몸이 알려주는 신호에 눈을 멀게 하고, 주체적으로 병을 다스리고자 하는 수고로움을 외면하게 만든다. 그래서 결국 짧게는 몇 년에서 길게는 몇십 년 뒤 그간의 약 처방이 무색하게 무시무시한 합병증의 불길이 타오른다. 어째서 작은 불씨가 기어코 내 몸을 집어삼키는 큰불로 번지게 될까?

거기에는 대사질환의 증상을 분리해서 각기 다른 질병으로 대하는 현대 의학의 파편화된 시선이 한몫한다. 각각의 증상만 보고 혈압약, 당뇨약, 콜레스테롤약 등을 다 따로 처방하기 때문에 매일 먹어야 하는 약만 많아지고 우리 몸은 약에 대한 내성만 강해진다. 앞서 사례에서 보았듯이, 약물로는 혈당을 온전히 조절하기 어렵다. 당뇨약이나 혈압약 한 알로 시작한 약 처방은 10년이 채 못 돼 대부분 5~10개로 늘어난다.

2023년 6월 재단법인 돌봄과 미래가 주관한 '방문을 통한 지역사회 다제약물 관리의 의·약 협력방안 토론회'에 따르면, 약을 10가지 이상 먹는 '다제약물 복용자'가 2022년에 117만 5천 명으로 3년 만에 44.17%나 급증했다고 한다. 또한 65세 이상의 고령 환자 중 부적절한 약 복용으로 인한 입원이 1.32배, 사망이 1.35배 증가했다고 한다. 이처럼 우리나라에서 다제약물 복용자가 증가하는 원인으로 질환별로 약을 다 따로 처방하는 의료 행태와 지나친 약물 의존도 등이 꼽힌다.

대사질환은 단순히 포도당, 혈압, 콜레스테롤의 문제가 아니다. 우리 몸의 세포가 제 기능을 하지 못해 대사를 제대로 수행하지 못한다는 게 문제다. 각종 유해 물질과 화학 물질이 쌓여 대사 장애가 생긴 터에 화학 성분의 약물로 치료하겠다는 것이 과연 합리적인 선택일까? 화학 약물의 독성이 몸에 쌓여서 일으키는 수많은 부작용을 어쩌려는 것인가? 어째서 무서운 합병증의 위험을 감수하면서까지 화학 약물에 의존해야 할까?

보통 식물은 뿌리가 썩기 시작하면 겉으로는 이파리 끝만 누렇게 마를 뿐 멀쩡해 보인다. 하지만 그때 적절히 조치하지 않으면 어느 날 갑자기 가지가 무르고 줄기마저 꺾여버린다.

우리 몸도 다르지 않다. 처음에는 대사 장애의 바로미터라고 하는 뱃살이 불룩해지면서 혈압과 혈당, 혈중지질이 정상 수치를 웃돌 때 적절히 조치하지 않고 약으로 수치만 낮추면 어느 순간 들이닥치듯 합병증의 파도가 덮쳐온다. 동맥경화, 죽상경화증, 심근경색, 뇌출혈, 만성신부전, 치매, 수·족부궤양….

온몸을 구석구석 돌아다니는 혈액은 몸속의 환경을 알려주는 중요한 지표가 된다. 그래서 혈액의 상태와 움직임을 보면 몸속의 생태계, 즉 체내 환경을 알 수 있다. 그럼 고혈당, 고혈압, 고지혈이 우리에게 던지는 메시지는 무엇일까?

고혈당의 늪, 당뇨병

혈당은 혈액 속에 포함된 당, 주로 포도당을 말한다. 포도당은 생명 유지에 필수적인 생체 에너지 'ATP'를 만드는 유일한 영양소라 위와 장을 거쳐 혈액으로 흘러가는 순간 인슐린 호르몬에게 붙잡힌다. 인슐린은 즉각 세포의 문을 열고 포도당을 들여보냄으로써 혈중 포도당 농도를 적정하게 유지한다.

그런데 혈당이 정상 범위를 벗어나 훨씬 웃돈다면, 그건 왜일까? 인슐린이 부족하거나 인슐린이 제대로 임무 수행을 못 하고 있다는 얘기다. 인슐린이 부족한 유전적인 문제(제1형 당뇨병)가 아니라면, 십중팔구는 가공식품이나 고칼로리 위주의 식습관 등으로 포도당 섭취가 많아 인슐린이 '일에 치여 골병이 든' 상태(제2형 당뇨병)다. 인슐린이 만성 피로에 시달려서 제 임무에 소홀한 경우, 즉 '인슐린 저항성'이 생긴 것이다. 이때는 포도당이 세포로 들어가지 못해 혈액은 고혈당 상태가 된다. 즉, 고혈당은 인슐린의 기능이 떨어졌음을 알려주는 신호와 다름없다. 그렇다면 인슐린 저항성이 생겼을 때 우리 몸은 어떻게 될까?

세포는 에너지원을 얻지 못해 생명 활동에 쓸 에너지를 충분히 만들지 못할 테고, 혈액은 끈적거려서 온몸을 구석구석 흐르기 힘들다. 혈류 또한 느려져 혈관 여기저기에 노폐물과 독소가 쌓여 각종 질환을 일으키게 될 것이 불보듯 뻔하다.

살고자 하는 몸의 의지, 고혈압

혈압은 심장이 혈액을 밀어내는 힘이다. 30조 개나 되는 세포에 빠짐없이 산소와 영양소를 보내기 위해 우리 몸은 알아서 혈압을 조절한다. 어떤 이유로든 혈액 순환이 원활하지 않으면 '어, 저 멀리 있는 세포까지 영양분이 못 가겠는걸?' 하고 판단해서 심장에게 '더 힘차게 수축하라'고 명령한다. 요컨대 고혈압은 온몸 구석구석에 혈액을 보내고자 하는 우리 몸의 의지인 셈이다. 따라서 사람마다, 나이에 따라, 상황에 따라 적정 혈압은 달라질 수밖에 없다. 근육량이 적고 혈관 탄력도 떨어지는 노인에게 건강한 사람의 기준을 들이댈 수는 없다.

고혈압은 원인에 따라 본태성과 속발성으로 분류하지만 90% 이상이 '원인을 모른다'는 본태성에 속한다. 하지만 원인 없는 결과는 없고, 원인을 모르면 치료는 불가능하다.

고혈압의 원인은 크게 두 가지로 볼 수 있다. 첫째는 탁한 혈액이며, 둘째는 좁아진 혈관이다.

혈액이 탁한 건 당과 지질 함유량이 높아서다. 설탕물이나 기름은 물보다 훨씬 속도가 느리지 않은가. 점성이 높아 느려진 혈류를 높이려면 압력이 세질 수밖에 없다. 또한, 혈관이 좁아져도 심장은 압력을 높인다. 일정량의 혈액을 밀어내야 하기 때문이다. 그런데 혈관은 왜 좁아진 걸까? 스트레스로 인해 혈관이 수축했거나 혈관 벽에 콜레스테롤 같은 지질과 노폐물이 많이 쌓여서다. 두 원인 모두 혈중 포도당과 지질이 연루되어 있다.

혈중 포도당과 지질이 원인인 만큼, 고혈압도 포도당과 지질 대사에 관여하는 인슐린의 영향권 안에 있다고 봐야 한다. 그런 의미에서 고혈압은 우리 몸에 '인슐린 저항성이 생겼음'을 암시하는 또 다른 차원의 경고다.

상황이 이러한데도 약으로 무작정 혈압을 떨어뜨리면 어떻게 될까? 혈액이 미치지 못하는 곳의 세포는 산소와 영양소를 전달받지 못해 굶어 죽거나 암세포로 변한다.

혈관에 낀 기름때, 고지혈

고지혈은 주로 중성지방과 낮은 밀도의 LDL콜레스테롤이 혈액에 많다는 것을 의미한다. 혈중 지질은 체내에서 합성되는 중성지방(피하 지방과 내장 지방)과 콜레스테롤로 이루어져 있고, 콜레스테롤은 다시 LDL(저밀도지질단백)과 HDL(고밀도지질단백)로 나뉜다. LDL과 HDL은 콜레스테롤을 실어 나르는 지질단백의 이름으로, LDL이 간에 있는 콜레스테롤을 세포로 옮기면서 혈관을 막히게 하는 '기름차'라면 HDL은 혈관 벽과 세포에 낀 콜레스테롤을 간으로 옮겨가서 몸 밖으로 배출하게 해주는 '청소차'에 비유할 수 있다. 따라서 LDL은 적을수록, HDL은 많을수록 건강에 좋다.

고지혈증은 총 콜레스테롤, 중성지방, LDL콜레스테롤, HDL콜레스테롤 4가지 항목으로 나뉘어 있어서 보기가 복잡한데 가장 주목해야 할 것은 LDL 수치다. LDL은 혈관을 막히게 하는 주범이라 혈압을 올릴 뿐 아니라 당뇨병과 심혈관 질환의 발생 위험을 높이고, 혈관 내 염증을 유도해 동맥경화를 유발하기 때문이다.

그다음 주목할 것이 중성지방이다. 중성지방은 해부학적 위치에 따라 활성도가 달라서 피부 밑에 쌓이는 피하지방은 '비상식량 창고'의 역할이 크지만 복부에 쌓이는 내장지방은 각종 대사 활동을 방해해 염증 반응을 일으키고 인슐린 저항성을 초래하는 '우범 지대'다. 한마디로 고지혈증은 혈관과 인슐린의 기능이 손상됨으로써 각종 대사질환이 발병할 수 있음을 경고하는 신호다.

대사증후군은 대사 장애와 혈액 순환 장애가 몸의 자정 능력을 넘어서서 '질병의 초기 단계에 진입했음'을 알려주는 신호다. 신호를 무시하고 약으로 수치만 낮추면 병의 원인인 대사 장애, 혈액 순환의 문제는 덮인 채로 보이지 않는 곳에서 병인은 더욱 커질 수밖에 없다. 약의 부작용도 무섭지만, 더 무서운 건 병인을 방치하여 큰 병을 만드는 데 있다.

memo
내가 현재 복용하는 약은

마흔, 습관혁명이 필요한 나이

대사증후군을 비롯한 대사질환은 오랜 습관이 병이 된 것이므로 일상을 바꿔야 한다. 그래서 건강한 생활 습관을 배우고 익힐 수 있는 최소한의 시간인 '7일'을 캠프 기간으로 정했다. 우선, 일주일 동안 내 몸에 달라붙어 병을 키운 낡은 옛 습관을 대신할 건강한 새 습관을 배울 것이다. 매일 먹는 음식을 바꾸고 걷기와 풍욕, 명상 등을 통해 몸과 마음에 쌓인 노폐물을 배출하면서 새로운 습관을 배우고 경험해 보는 것이다. 그런 뒤 자기에게 맞는 '나만의 건강 습관 계획'을 세우는 것까지 습관혁명캠프에서 진행할 것이다.

7일 습관혁명캠프를 네 차례 반복하면 한 달이 되고, 한 달 습관혁명을 세 번 반복하면 3개월이 된다. 보통 고혈압, 당뇨병, 고지혈증은 2~3개월 충실히 건강 습관을 지키면 병원에서 처방한 화학 약물을 끊을 수 있다.

대사증후군 치료에서 가장 중요한 것은 '식이요법'과 '운동'이다. 현미채식과 걷기를 충실히 실천하면 의외로 빠르게 몸 상태가 개선될 수 있다. 그러니 다른 건 몰라도 '식이요법'과 '매일 만 보 걷기'는 꼭 실천하기를 거듭거듭 당부한다.

건강 습관에서 중요하게 여기는 또 다른 요건은 자연, 특히 '산'이다. 맑은 공기와 촉촉한 땅, 귀를 간질이는 새소리, 산에서 얻을 수 있는 이로움은 이루 다 말할 수가 없다. 캠프를 하는 동안 최대한 산에서 지내기를 권한다. 하지만 도시에 사는 사람이라면 캠프 기간만큼은 가까운 산을 찾아 주 1~2회 산행하기를 추천한다. 집 근처에

산이 있다면 말해 무엇하랴. 수시로 산행을 다녀와라.

집에서 혼자 캠프를 하다 보면 자칫 흐트러지기 쉽다. 6박 7일 동안 지치지 않고 따라 할 수 있도록 먼저 캠프의 생활 수칙을 읽고 결의를 다지자.

마흔의 습관혁명 생활 수칙

나 _____ 는 '마흔의 습관혁명'을 이루기 위해 다음 수칙을 따르겠습니다.

1	날짜별 프로그램을 열심히 읽고 따라 한다.
2	기상 시간과 취침 시간을 정해놓고 철저히 지킨다.
3	습관혁명에서 식습관은 기본의 기본이다. 현미밥과 채소 반찬 3~4가지, 식물성 단백질을 꼭꼭 챙겨 먹는다. 가공식품, 밀가루 음식, 육류는 멀리한다.
4	매일 풍욕과 명상을 한다.
5	이마에 땀이 맺힐 정도로 매일 1시간 걷는다.
6	친목 모임 등 외출과 만남을 자제한다.
7	물을 한 컵씩 자주 마시는 습관을 들인다. 그렇게 하루에 총 2리터의 물을 마신다.
8	화학 성분이 들어있는 제품은 가급적 사용하지 않는다.
9	텔레비전과 스마트폰을 멀리하고 마음 관리에 집중한다.
10	습관혁명 다이어리를 매일 기록한다.

 **TIP 호전 반응(치유 반응)인지 관찰하기**

대사증후군을 위한 습관혁명캠프를 성실히 따르면 사람마다 차이는 있지만, 며칠 안 되어 몸과 마음의 해독 효과를 느낄 수 있게 된다.

몸으로 바로 오는 해독 반응은 얼굴빛이 맑아지고 몸이 가벼워지며 컨디션이 좋아지는 것이다. 또 체온이 오르며 혈압이 개선되고, 장 기능이 활발해진다.

마음의 해독 반응은 걱정이 줄어들고, 자신에 대해 너그러워지며, 미워하고 원망하던 타인이 이해된다. 동시에 과거도 미래도 아닌 지금 이 순간에 집중할 수 있어 내 삶의 의미를 더 확실하게 느낄 수 있다.

질병은 과거의 자신을 탓하고, 미래의 나를 걱정한다고 낫지 않는다. 지금 발을 딛고 있는 현재에서 내 몸과 마음의 생명력을 되찾으려고 노력할 때 조금씩 회복된다.

그런데 해독이 되면서 예기치 않은 증세가 생기기도 한다. 장기간에 걸쳐 나빠진 건강이 호전되며 몸이 살짝 불편해지는 현상이다. 이러한 호전 반응(치유 반응)에 대해 한의학 문헌에는 '일시적으로 다양한 증상이 격렬하게 나타났다가 사라지면서 병증이 호전되는 특이한 반응'이라고 정의되어 있다.

호전 반응이 강하다는 것은 그만큼 몸이 좋아지고 있다는 방증이지만, 무언가 몸에 맞지 않거나 질병이 진행되면서 나타나는 증상일 수도 있다. 몸 상태가 눈에 띄게 힘들어지면 혼자 판단하지 말고 즉시 의사의 진료를 받아야 한다. 대표적인 호전 반응은 다음과 같다.

* 두통이 생기며 피곤하면서 졸리고 어지럽다(혈관 청소 결과).
* 손발 등 몸 구석구석이 찌릿찌릿하거나 아프다(혈액 순환 개선).
* 속이 울렁거리고 식욕이 떨어진다. 속쓰림, 위통(위가 안 좋을 시)을 느낀다.
* 피부에 발진이나 가려움증이 생긴다(피하층 해독 결과).

이제 본격적으로 습관혁명캠프 프로그램을 자세히 알아보자.

2부

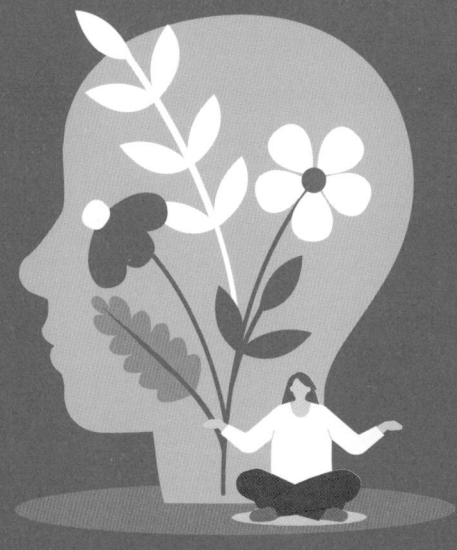

습관혁명 7일 솔루션,
5대 습관혁명

2부에서는 따라 하다 보면 건강해지는 습관혁명 솔루션을 소개한다.
매일의 솔루션에 따라 건강 습관을 배우고 익히면,
과거의 낡은 습관을 버리고 새로운 습관을 몸에 들일 수 있을 것이다.
그리고 어느새 건강해진 나를 만날 수 있게 될 것이다.

습관혁명 7일 솔루션 참가자 선서

선서자 이름 _____

선 서 일 _____

1. 나는 내 몸에 비상사태를 선포한다.

2. 나는 내 질병이 잘못된 생활 습관과 마음 습관에서 비롯된 것임을 인식하고 이를 바로잡는 데 온전히 집중한다.

3. 나는 소식(小食)을 실천하고 운동을 게을리하지 않는다.

4. 나는 모든 솔루션을 열린 마음과 믿음으로 충실히 따른다.

5. 나는 깨어 있는 자세로 내 생활과 언행을 살피고 명상을 통해 자문하고 정화한다.

6. 나는 내 몸과 마음과 자주 대화를 나누되 수치에 집착하지 않는다.

7. 나는 나를 사랑하고 내 몸과 마음의 치유자로 바로 선다.

8. 나는 지금 이 순간, 여기에 집중하며 행복을 느낀다.

첫째 날

현재의 건강 상태 확인하기

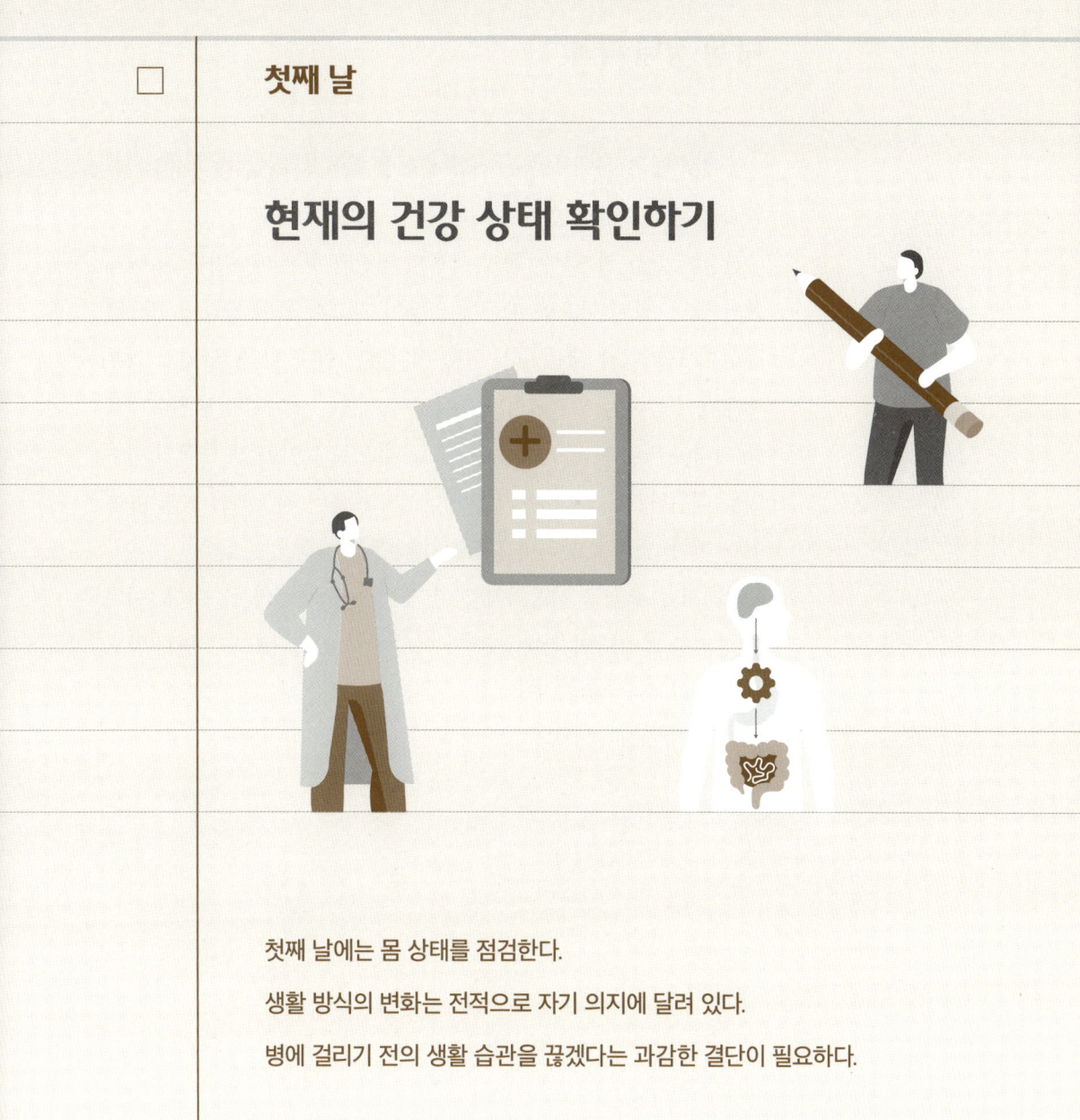

첫째 날에는 몸 상태를 점검한다.

생활 방식의 변화는 전적으로 자기 의지에 달려 있다.

병에 걸리기 전의 생활 습관을 끊겠다는 과감한 결단이 필요하다.

내 몸 상태 파악

앞에서 배운 '몸이 보내는 위험 신호'를 읽어낼 수 있다면 이제 화학 약물을 버리고 몸을 살리기 위한 실전에 들어가야 한다.

건강한 삶을 위해서는 몸과 마음의 건강과 함께 에너지를 잘 관리해야 한다. 몸이 아프면 마음에 영향이 가고 마음이 병들면 몸으로 증상이 나타나기 때문이다. 이때 에너지는 몸과 마음, 그리고 외부 세계와 소통하는 연결고리가 된다. '저 사람은 에너지가 넘친다', '요즘 기력이 없다'는 말들처럼 에너지는 밖으로 보이는 그 사람의 이미지를 대변하기도 한다. 이처럼 에너지의 흐름이 원활해야 몸과 마음이 막힌 곳 없이 소통하며 통합적인 건강을 이뤄낼 수 있다.

그래서 솔루션을 시작하기 전에 가장 먼저 현재의 몸, 마음, 에너지 상태를 알아봐야 한다. 자기가 어디에 서 있는지도 모르면서 앞으로 나아갈 수는 없다.

몸 상태 알아보기

20   년   월   일

현재 병력 _____

과거 병력 _____

체 중 _____ 체 온 _____ 허리둘레 _____

혈압/맥박 _____ 공복혈당 _____ 산 성 도 _____

최근 혈액 검사 결과 (20   년   월   일)

당화혈색소 _____   LDL콜레스테롤 _____

총 콜레스테롤 _____   HDL콜레스테롤 _____

중성지방 _____   CRP _____

불편 증상

☐ 기력 저하   ☐ 두통   ☐ 오심/구토/식욕 저하
☐ 어지러움증   ☐ 식은땀   ☐ 변비(일)/설사(회)
☐ 이명   ☐ 가슴 답답함 ☐ 소화 장애/속쓰림/복부팽만/가스
☐ 호흡 곤란   ☐ 기침/가래   ☐ 발 무감각/저림
☐ 불면증   ☐ 배뇨 장애   ☐ 발진

특이사항 _____

통증 상태

☐ 없음 ☐ 약간 ☐ 견딜 만함 ☐ 견디기 힘듦 ☐ 상상 가능한 가장 심한 통증

통증 부위:

식   사

☐ 매우 잘 먹음 ☐ 잘 먹음 ☐ 보통 ☐ 죽만 먹음 ☐ 거의 먹지 못함

기력 상태 ☐ 양호 ☐ 보통 ☐ 불량

체   력

☐ 1~2시간 산행·산책 ☐ 30분~1시간 산책 ☐ 30분 이하 산책 ☐ 보행 불가

생활 습관 알아보기

20   년 월 일

가족력: 가족 중에 아픈 분(병명) _____

식생활/영양: 아프기 전 식습관 적기
① 일주일에 (   )회 고기 포함한 식사
② 일주일에 (   )회 과식
③ 일주일에 (   )회 이상 인스턴트 식사
④ 일주일에 (   )회 이상 야식

수분 섭취
☐ 500㎖ 미만   ☐ 500㎖~1ℓ   ☐ 1~2ℓ   ☐ 2ℓ 이상

독소 노출
① 담배를 일주일에 (   )갑 피운다
② 술을 일주일에 (   )종류로 (   )병 마신다
③ 중금속이나 화학적 독소에 노출된 작업장에서 일한 과거력이 있다(O / X)
구체적으로 _____

과로 여부
① 정신적 노동으로 인한 에너지 소모가
　　☐ 없음 ☐ 약간 ☐ 보통 ☐ 심함 ☐ 매우 심함 이다
② 육체적 노동으로 인한 에너지 소모가
　　☐ 없음 ☐ 약간 ☐ 보통 ☐ 심함 ☐ 매우 심함 이다

스트레스 대처 능력
☐ 스트레스를 잘 받고, 스트레스를 받으면 화를 잘 내는 성격이다
☐ 스트레스를 잘 받으나 잘 참는 성격이다
☐ 스트레스를 잘 받지 않고 화도 잘 내지 않는 성격이다

성격 ☐ 완벽주의 ☐ 부정적 ☐ 집착 ☐ 예민 ☐ 조급함

운동 ☐ 매일 1~2시간 산행·산책 ☐ 30분~1시간 산책 ☐ 30분 이하 산책
　　　☐ 운동을 거의 하지 않는다.

스스로 생각하는 병의 원인은 무엇인가?(차례대로 쓰기)

_____

스트레스 지수 알아보기

	내용	점수		내용	점수
1	배우자의 죽음	100	2	이혼	73
3	부부 별거	65	4	투옥	63
5	가까운 가족의 죽음	63	6	개인적인 부상이나 질병	53
7	결혼	50	8	해고	45
9	부부 간의 화해	45	10	은퇴	44
11	가족의 건강상 변화	40	12	임신	39
13	성적인 어려움	39	14	가족의 증가	38
15	사업의 재정비(합병, 재편성, 도산)	37	16	재정적 상황의 변화	36
17	가까운 친구의 죽음	36	18	직업의 변경	36
19	부부 싸움 횟수의 변화	35	20	천만 원 이상의 저당이나 빚	31
21	저당권이나 채권의 상실	30	22	업무 책임의 변화	29
23	자녀의 출가	29	24	법적인 가족 관계에서 오는 어려움	29
25	개인적으로 거둔 현저한 성공	28	26	배우자의 취업 또는 실직	26
27	학업의 시작 또는 마감	26	28	생활 조건의 변화	25
29	개인적인 습관의 교정	24	30	상사와의 갈등	23
31	근무 시간, 근무 조건의 변화	20	32	거주지의 변화	20
33	학교의 변화	20	34	여가 습관의 변화	19
35	종교 활동의 변화	19	36	사회적 활동의 변화	18
37	천만 원 이하의 저당이나 빚	17	38	수면 습관의 변화	16
39	가족 모임 횟수의 변화	15	40	식습관의 변화	15

결과 확인하기		
스트레스 지수	질병 발병률	내용
0~149	0%	**스트레스 지수 제로!** 심각한 문제가 전혀 없으며 건강한 생활을 유지한다.
150~199	31%	**스트레스 증후군 초기 단계** 건강하지만 위험 요소가 있으므로 약간의 주의가 필요하다.
200~299	51%	**주의 단계** 현재 스트레스성 질환을 앓고 있을 가능성이 있다. 스트레스 해소를 위해 적극적인 노력이 필요하다.
300 이상	79%	**심각한 스트레스 증후군** 하루빨리 스트레스 해소를 위해 노력하고 건강 검진도 받아보길 권한다.

※ 홈즈-라헤 스트레스 척도지로 최근 1년 동안 자신이 경험한 사건을 체크하고 모두 더해 총점을 구한다.

수면의 질 알아보기

1	잠자리에 들어 잠들기까지 30분 이상 뒤척인다.	☐
2	화장실에 가려고 일어나곤 한다.	☐
3	자다가 코 고는 것을 스스로 인지하며, 너무 춥거나 덥다고 느낀다.	☐
4	나쁜 꿈이나 걱정하던 문제에 대한 꿈을 자주 꾼다.	☐
5	잠을 자면서 몸에 통증을 느낀다.	☐
6	자고 일어나도 개운하지 않다.	☐
7	잠들기 위해 수면제(약물)를 복용하거나 술을 마신다.	☐
8	낮에 일하다가 참을 수 없는 졸음을 느낀다.	☐

- 수면 장애 체크리스트(Pittsburgh Sleep Quality Index, 1988) 참고 재구성
* 체크된 것이 2~3가지 이상이면 수면에 문제가 있는 것이다.

에너지(기) 순환상태 알아보기

1	복식호흡을 할 때 호흡이 원활하지 않고 막히는 부분이 있다.	☐
2	손발이 차거나 몸에서 특별히 체온이 낮은 부분이 있다.	☐
3	중단전인 가슴 한복판을 엄지로 꾹 눌러보면 통증이 느껴진다.	☐
4	명치 아래를 눌러보면 단단하거나 아프다.	☐
5	아랫배가 차고 눌러보면 단단하거나 아프다.	☐
6	자고 일어나도 개운하지 않다.	☐

* 위의 여섯 가지 항목은 기가 순환이 되지 않을 때 나타나는 일반적인 증상이다.

대사질환 관리에 도움이 되는 검사

일본의 자연요법 연구가 이시하라 유우미 의학박사는 '동양 의학 85%+서양 의학 15%를 활용하는 최적의 건강 해법'을 제시했다.

서양 의학을 활용해 자신의 몸 상태를 진단하고 2천 년 이상의 역사를 가진 동양 의학을 기본으로 자연과 최대한 가까운 삶을 산다면 현대인이 더욱 건강하게 오래 살 수 있다는 말이다.

그렇다고 귀와 눈을 다 닫고 무조건 산에 들어가 살자는 말이 아니다. 자연 치유를 중심에 두어야 하지만 현대 의학의 장점 또한 최대한 활용해야 한다. 대사질환 관리에 도움이 되는 검사와 활용법을 알아보자.

정기적인 혈액 검사로 내 몸 상태를 확인하자

고혈압, 당뇨병, 고지혈증을 앓고 있다면 정기적인 혈액 검사로 내 몸을 잘 알아야 한다. 가장 먼저, 혈액 검사지에서 주의 깊게 확인해야 하는 항목들은 다음과 같다.

혈당과 당화혈색소, C-펩타이드 수치

먼저 **혈당**(blood sugar)부터 체크한다. 우리가 혈당이라고 쉽게 이야기하는 단어의 정의는 '혈액 100ml 당 존재하는 포도당의 농도'이다. 혈당 수치는 특히 혈액의 상태를 가장 잘 알려준다.

그런데 혈당은 검사 전에 무엇을 먹었는지, 언제 먹었는지, 어떤 활동을 했는지에 따라 변화가 커서 일반적으로 '검사 전 8시간 이상 공복 상태를 유지한 상태'에서 하는 공복혈당(FBS, glucose)을 측정한다. 집에서는 간단한 키트를 이용해 손끝 모세혈관의 혈액으로 검사하는데 병원에서는 정식으로 정맥혈을 채혈해 생화학적 검사로 확인한다. 병원에서 하는 게 더 정확하며 정상치는 100mg/dL 미만이다. 당뇨병 전 단계는 100~125mg/dL이고 125mg/dL 이상이면 당뇨병이다.

하지만 공복이라고 해도 특정 시점의 혈당 상태만 보여주는 것이라, 장기간의 혈당 추이를 파악할 목적으로 **당화혈색소(HbA1c)**를 살펴봐야 한다. 당화혈색소란 적혈구에 있는 혈색소(헤모글로빈)에 당이 결합한 형태로, 혈당이 높다면 당화혈색소 수치도 높다. 당화혈색소는 2~4개월 동안의 평균 수치를 반영해 장기간의 혈당 상태를 파악하는 데 유용하다. 당화혈색소(HbA1c) 검사는 2~3개월 주기로 한다.

당화혈색소 수치로 혈당 관리가 잘되고 있는지 알 수 있고 이를 통해 심장병과 뇌졸중 등 심혈관, 뇌혈관 질환의 위험까지 예측이 가능하다. 따라서 당화혈색소 검사를 꼭 해서 경과를 보는 게 중요하다.

당화혈색소 기준으로 정상은 5.0~5.5%이다. 6.0~6.5%는 당뇨병 경계치로 위험 수치이고, 6.5% 이상이면 당뇨병이다.

C-펩타이드(C- Peptide)는 인슐린이 생성될 때 동일한 양으로 나오는 부산물이기에 인슐린 분비 능력을 평가하는 지표가 된다(인슐린 분비량은 측정하기가 어려워 대체 지표를 사용한다). 공복 시 C-펩타이드 수치가 0.6ng/ml 이하이면 1형 당뇨병으로 진단한다. 검사 기관마다 다르지만 정상 수치는 1~3ng/ml로 본다. 일반적으로 C-펩타이드 수치가 높다면 인슐린이 많이 분비된 상태로, 즉 인슐린 저항성이 높은 것이다. 단, C-펩타이드는 간이나 신장 질환의 영향을 받으므로 이를 감안해 살펴야 한다.

장기간 당뇨약을 복용한 환자는 췌장 기능이 약화되어 C-펩타이드 수치가 떨어질 수밖에 없다. 이는 한마디로 췌장이 인슐린을 만들어내지 않으니 약에 완전히 의존하게 되었다는 말이다.

콜레스테롤 수치

보통 고혈압과 당뇨병이 있으면 중성지방이 올라가고, 좋은 콜레스테롤이라고 하는 HDL콜레스테롤이 감소한다.

콜레스테롤 항목으로는 총 콜레스테롤(total cholesterol), LDL콜레스테롤(low density lipoprotein cholesterol), HDL콜레스테롤(high density lipoprotein cholesterol), 중성지방

(Triglyceride, TG)이 있다. 특히 저밀도 콜레스테롤인 LDL은 혈관에 쌓여 각종 문제를 일으키기 때문에 이 수치를 유념해서 봐야 한다.

총 콜레스테롤 수치는 200mg/dL 전후, LDL은 100~130mg/dL, HDL은 50~70mg/dL, 중성지방은 150mg/dL 이하가 정상이므로 이 사이를 적정하게 유지해야 한다.

총 콜레스테롤 240mg/dL 이상, LDL 160mg/dL 이상(130~159mg/dL는 경계), 중성지방 200mg/dL 이상(150~199mg/dL는 경계)이라면 흔히 '고지혈증'이라고 하는 이상지질혈증이다.

혈중지방이 정상보다 많거나 적어서 이상지질혈증이 생기면 혈관에 염증을 일으키고, 혈관을 좁고 딱딱하게 만들어 동맥경화를 일으킨다. 그러면 뇌경색이나 심근경색과 같은 각종 심뇌혈관 질환이 야기된다.

혈중지질 수치 역시 어떤 음식을 먹었는가에 따라 그때그때 달라질 수 있기에 공복에 검사하는 게 정확하다.

항목	정상	전 단계	위험
혈당(blood sugar)	100mg/dL 미만	101~125mg/dL	126mg/dL 이상 (당뇨병)
당화혈색소(HbA1c)	5.0~5.6%	5.7~6.5%	6.5% 이상(당뇨병)
C-펩타이드	1~3ng/ml		
LDL콜레스테롤	100~130mg/dL	131~159mg/dL	160mg/dL 이상
총 콜레스테롤	200mg/dL 전후	210~230mg/dL	240mg/dL 이상
HDL콜레스테롤	50~70mg/dL	41~49mg/dL	40mg/dL 이하
중성지방	150mg/dL 이하	151~199mg/dL	200mg/dL 이상

염증 수치(CRP) 및 나트륨과 칼륨 수치

염증을 나타내는 CRP(C-reactive protein, C-반응성 단백질) 수치도 중요하다. 대사 기능이 좋지 않고 혈당이 높으면 염증이 잘 생기고 이는 심장병의 주된 원인이 되기 때문에 혈액 검사를 할 때마다 꼭 확인해야 한다. CRP는 0.1mg/dL 이하가 정상이다. 수치가 높을수록 염증이 많다는 뜻이다.

우리 몸이 제대로 작용하려면 미네랄의 균형이 중요한데 그중에서도 나트륨과 칼륨 수치를 잘 살펴봐야 한다. 두 성분이 세포막을 사이에 두고 서로 견제하면서 세포 청소를 하기 때문이다.

나트륨은 136~145mmol/L이 정상이고 **칼륨**은 4.0~5.5mEq/L이 정상이다. 이 수치를 비교하면서 나트륨이 낮으면, 소금을 적당히 먹으면서 칼륨이 풍부한 현미와 채소를 잘 챙겨 먹어야 한다.

혈액세포(CBC), 백혈구(WBC) 수치

가장 기본적인 혈액 검사 항목인 CBC(complete blood cell count)도 살펴본다. 백혈구, 적혈구, 혈소판 등 전혈구 성분을 알 수 있는데 헤모글로빈(hemoglobin, Hb)은 여자는 12~16g/dl, 남자는 13~17g/dl이 정상이다. 적혈구(red blood cell/erythrocyte, RBC)는 여자 4.5~6k/uL, 남자는 5~6.5k/uL이 정상이다. 헤모글로빈과 적혈구는 혈액의 영양 상태를 보는 중요한 항목이다.

백혈구(white blood cell/leucocyte, WBC) 5종의 균형도 봐야 한다. 대사질환자는 면역이 떨어지면서 백혈구 균형이 깨지기 때문이다. 백혈구 5종 균형 검사는 영어로는 'WBC differential count'라고 하는데 **호중구(neutrophil), 림프구(lymphocyte),** 단구

(monocyte), 호산구(eosinophil), 호염기구(basophil)의 균형을 본다.

정상 상태는 호중구 60%대, 림프구 30%대, 단구 5%대, 그리고 호산구와 호염기구를 합친 수치가 5% 이하여야 한다. 백혈구 균형이 맞는다면 면역 조절이 잘되고 있다는 얘기다.

림프구 수치가 떨어진 경우는 그만큼 면역이 낮다는 뜻이다. 림프구가 더 높고 호중구가 낮다면 자율신경 균형이 맞지 않아서 백혈구의 균형이 깨졌다고 볼 수 있다.

대사증후군 환자가 알아야 할 혈액 검사 수치

요산, 알부민, 아밀라아제 수치

요산은 단백질 분해물의 일종으로, 보통 통풍이나 신장병이 있으면 이 수치가 치솟는데 이는 대사질환을 살펴보는 기준도 될 수 있다. 통풍이 없어도 7mg/dL 이상이면 콩팥의 수명이 짧아지고 당뇨병에 걸릴 가능성이 높다. 요산의 정상 범위는 3.5~7.2mg/dL로 이보다 높으면 단백질 섭취를 제한하고 땀을 내서 해독하는 게 중요하다.

아밀라아제(amylase, 췌장 효소)가 높은 경우도 대사 장애를 의심해 볼 수 있다. 정상 수치는 28~100U/L인데, 더 좁혀 말하면 70~80U/L 정도다. 이 수치가 정상이 아니면 식사 때 더 꼭꼭 씹어서 천천히 먹어야 한다.

항목	정상	항목	정상
나트륨	136~145mmol/L	헤모글로빈	여자: 12~16g/dl, 남자: 13~17g/dl
칼륨	4.0~5.5mEq/L	적혈구	여자: 4.5~6k/uL, 남자: 5~6.5k/uL
CRP	0.1mg/dL 이하	아밀라아제	70~80U/L
요산	3.5~7.2mg/dL	백혈구 5종 균형 검사	호중구 60%, 림프구 30%, 단구 5%, 호산구+호염기구 5% 이하

1년에 한 번은 꼭 합병증 검사를 하자

> **연 1회 합병증 검사**
> 1. 심장 표지자 검사
> 2. 뇌 상태와 혈관 검사
> 3. 안과 검진
> 4. 만성신장병 검사

대사증후군은 진단받는 시점에서 평균 10년 전부터 병증이 시작되었다고 봐야 한다. 그래서 의사가 약 처방을 내렸다면 합병증을 가지고 있을 확률이 높다. 제2형 당뇨병의 경우 진단 당시 5~10% 환자가 합병증을 동반하고 있다는 통계가 있다. 이후 추가 증상이 없더라도 1년에 한 번씩은 정기적으로 검사하며 관리하는 게 좋다.

대표적인 합병증은 심장 이상(심근경색·협심증), 뇌혈관계 이상(뇌졸중), 말초혈관질환, 모세혈관 이상(당뇨망막병증·신장병), 당뇨병성 족부궤양(당뇨발), 신경병증 등이 있다.

심장 이상 증상을 알아보는 심장 표지자 검사

대사질환자는 일반적으로 심장질환에 시달리게 된다. 기본적으로 심전도, 흉부 X-선 검사에 이어 흉통 등 심장 관련 이상 증상이 있다면 심장질환 표지자(cardiac marker) 검사를 해보자.

심장에 이상이 있으면 혈중으로 분비되는 물질인 심장질환 표지자 중에서 주로 CK-MB, 트로포닌(troponin)을 확인한다. 이때 CRP 수치도 참고가 될 수 있다.

CK-MB에서 CK는 우리말로 '크레아티닌 키나아제'이고 MB는 '심장 관련 동종효소'를 말한다. 심근경색(심장 혈관이 갑자기 막혀 심장 근육이 손상되는 질환), 협심증(심장 동맥에 협착이 일어나고 혈류 공급이 감소하면서 산소와 영양 공급이 급격하게 줄어드는 상태)이 있는 경우에 이 수치가 올라간다. 즉 혈중 CK-MB의 상승은 심장근이 손상되었다는 예측 지표가 된다는 말이다. 정상은 남성의 경우 4.87ng/mL 이하이고 여성의 경우는 3.61ng/mL 이하다(정상 범위는 검사 기관, 방법, 환자 상태에 따라 조금씩 다를 수 있다).

트로포닌은 심장에 나타나는 특이 단백질로 정상인은 혈중 트로포닌 농도를 확인할 수 없을 정도로 낮다. 그렇기에 어느 정도 상승만 있어도 심근에 손상이 왔을 확률이 높다. 하지만 격한 운동, 심장 염증, 신장 질환으로도 상승할 수 있으므로 다른 연관 증상이 없다면 큰 의미가 없을 수 있다. 정상 수치는 남녀 모두 0.3ng/mL 이하다.

심장병, 관상동맥질환은 염증 수치와 관련이 깊어 CRP 수치도 봐야 한다. CRP 수치는 심장병의 진행에 작용하여 악화 요인이 될 수 있으니 꼭 확인해 보아야 한다.

뇌 상태와 혈관 검사

대사질환자는 혈관계에도 문제가 생긴다. 대뇌동맥 이상으로 뇌졸중이 발병할 수 있으니 CT(컴퓨터 단층촬영)나 MRI(자기공명영상)로 뇌를 찍어봐야 한다. 그러나 이 검사는 조영제, 방사능 등으로 알레르기 반응이나 몸에 좋지 않은 문제를 일으킬 수 있으니 주치의와 논의 후 실행한다.

MRA(자기공명혈관조영술)로 혈관 상태를 알아볼 수도 있고 경동맥 초음파 검사로 뇌의 혈액 순환 상태나 뇌혈관 두께 등을 살펴볼 수도 있다.

팔, 다리, 발이 자꾸 저리거나 당기면 말초 혈관까지 혈액 공급이 제대로 되지 않는다는 의미다. 심하면 궤양, 괴사까지 진행될 수 있으니 이 경우 도플러 초음파 검사나 혈관 조영술을 해본다. 팔과 발목의 혈압 비율을 측정하는 발목-상완 지수(ankle-brachial index, ABI) 검사도 유용하다.

합병증 검사는 보험이 되지 않는 것도 많으니 모든 검사를 다 할 필요는 없고 주치의와 상의해 검사 항목을 결정하면 좋다.

정기적인 안과 검진과 만성신장병 검사

당뇨병과 고혈압은 모세혈관에 가장 먼저 영향을 미친다. 우리 몸에서 모세혈관은 눈과 신장에 많이 몰려 있어 당뇨병과 고혈압의 경우 정기적인 안과 검진과 신장병 확인이 필수적이다.

안과 합병증으로 망막이 손상되는 당뇨병성 망막병증이 가장 흔하고 백내장, 녹내장, 시신경 이상 등도 생길 수 있다. 심하면 시력을 잃을 수도 있는데, 눈앞에 무언가 떠다니는 등 막상 눈에 이상이 생겨서 안과를 찾으면 이미 늦은 경우가 많다. 조기 검진이 중요하다.

만성신부전은 혈액 검사 시 우리말로 '혈액요소질소'인 **번(bun, blood urea nitrogen)**과 **크레아티닌(Cr, creatinine)** 수치를 유념해서 봐야 한다. 번의 정상 수치는 6~20mg/dL이고 크레아티닌의 정상 수치는 0.50~1.0mg/dL이다. 이 둘의 수치로 계산하는 **사구체여과율(GFR, glomerular filtration rate)**이 60mL/분 이하라면 치료가 필요한 만성신부전 단계로 철저히 관리해야 한다. 만성신부전의 마지막 단계에서는 신장 이식이나 투석을 해야 한다. 수시로 소변 검사를 통해 미세단백뇨 수치를 확인해야 한다.

이 밖에 말초신경의 손상으로 인한 말초신경병증, 자율신경에 문제가 생기는 자율신경병증을 알아보기 위해 신체검사, 근전도 검사, 자율신경검사도 해야 한다.

지속적인 발 관리의 필요성

앞에서 설명한 신경병증과 말초혈관질환, 감염 등이 합쳐져서 나타나는 합병증이 발에 상처가 쉽게 생기고 그 상처가 잘 치료되지 않는 당뇨발이다. 고혈압, 고지혈증도 원인이지만 특히 당뇨병을 앓는 사람에게 많이 생겨 이런 이름이 붙었다. 당뇨병 환자의 13~25%가 당뇨발 증상을 보인다고 한다.

발목-상완 지수(ankle-brachial index, ABI) 검사뿐 아니라 다양한 감각 검사로 당뇨발 증상을 알아본다. 무엇보다 발을 씻은 후 상처가 없는지, 발과 발톱 모양이 변하지는 않았는지 세심히 관찰하면서 평상시 상처가 나지 않도록 조심해야 한다. 너무 심하게 운동하지 말아야 하며 발을 잘 말려 무좀에 걸리지 않도록 신경 써야 한다.

매일 발 관리 및 자가 검진은 필수!

1. 발을 씻고 물기를 충분히 말려준다
2. 발에 상처가 없는지 확인한다
3. 발과 발톱 모양에 변화가 있는지 살핀다
4. 발에 상처가 나지 않도록 조심한다

면역세포능력검사로 면역력을 체크하자

환자 체질에
맞는 식품인가

 면역력이란 외부에서 들어온 병원체나 몸에 해로운 물질에 대항해서 건강을 지켜주는 힘이다. 면역력이 좋다는 건 그만큼 내 안의 자연치유력이 높아 과도한 염증 반응이 일어나지 않는다는 의미다. 면역력의 정상 범위는 1,800~2,000EU인데 대사질환자들은 대부분 1,500EU 전후로 낮다.

 '면역세포능력검사'는 자신의 면역력을 측정하고, 어떤 식품이나 천연물이 내 체질에 맞고 면역력을 올리는지 알려준다. 이 검사는 그런 정보를 수치뿐만 아니라 그래프로도 보여주므로 자신의 면역력을 한눈에 파악할 수 있다. 이를 통해 자신만의 맞춤형 식이요법과 면역요법을 시행할 수 있다. 3개월에 한 번씩 추적 검사를 하면 좋다.

 검사 방법은 혈액에서 림프구만 분리하고 각각의 식재료를 첨가해 림프구의 활성도를 보는데, 본인의 기본 면역력보다 올라가는지 떨어지는지를 살핀다. 올라가면 자신에게 이롭고 내려가면 해롭다. 100여 종의 식재료를 검사할 수 있고 요청에 따라 추가 검사도 가능하다. 평소 자신이 좋아하고 잘 먹는 것, 특별히 먹고 있는 건강보조 식품 위주로 검사해 보자.

 다음의 '채소류 면역검사 결과(예시)'를 보면 이 환자는 애호박, 알로에, 마늘, 케일은 면역세포 활성에 도움을 주는 식품으로 체질에 잘 맞고 시금치, 당근, 단호박은 면역세포 활성에 도움이 되지 않는 식품으로 체질에 맞지 않다. 따라서 애호박, 알로에, 마늘, 케일은 평소에 잘 챙겨 먹는 것이 좋고 시금치, 당근, 단호박은 피하는 편이 낫다.

채소류 면역검사 결과(예시)

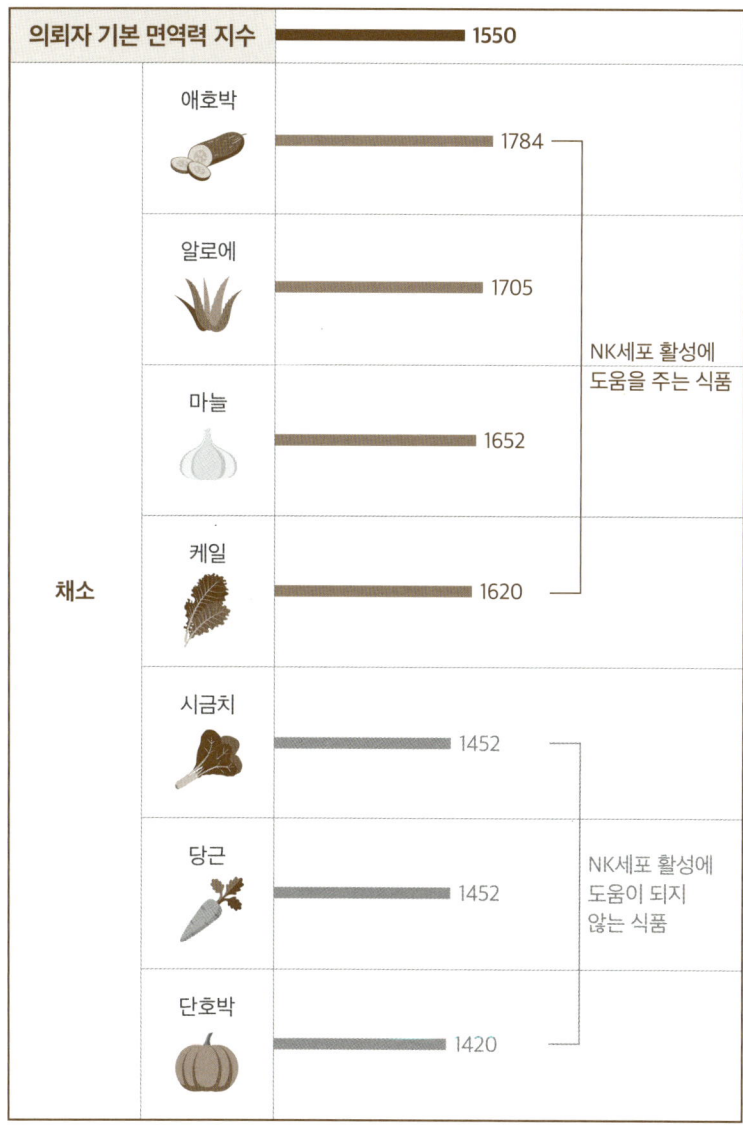

항산화 검사로 내 몸의 활성산소 제거 능력을 알아보자

항산화 검사는 몸을 산화하는 활성산소 제거 능력을 알아본다. 항산화 능력은 질병과 생활 습관에 따라 다른데 이 능력이 저하되면 활성산소의 피해를 크게 입는다.

활성산소가 신체에 미치는 영향

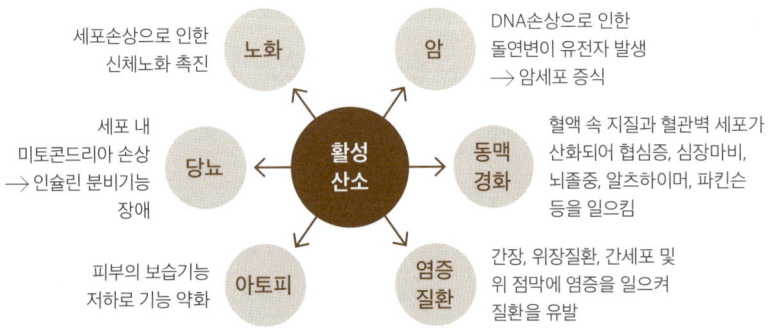

활성산소는 적당량이 있으면 면역 체계 강화, 근육 재생 등에 도움이 되지만, 많으면 노화, 대사질환, 암 등을 일으키는 요인이 된다. 스트레스가 높은 생활 습관이나 잘못된 식습관, 심각한 환경오염으로 몸이 산성화되면 여러 만성 질환이 생긴다. 따라서 내 몸의 산화 스트레스와 항산화 능력을 알고 있다면 효율적으로 건강관리를 할 수 있다.

유기산 검사로 대사 기능을 체크하자

 탄수화물, 단백질, 지방의 대사 과정에서 발생하는 물질을 측정해 이상 유무를 분석한다. 탄수화물, 단백질, 지방이 잘 분해되어 몸에서 제대로 쓰이는지 파악하고, 몸속 비타민이 에너지 생산을 충분히 돕고 있는지, 장 속에 음식의 흡수를 방해하는 나쁜 세균이 얼마나 있는지 알아본다. 또 신경 전달 물질들이 제대로 만들어져 작용하는지, 몸안의 해독 작용이 원활한지 등을 살펴볼 수 있다.

 대사 관련 지표 74종을 종합해 영양, 에너지, 근골격 등 검사 항목에 대한 환자의 건강 상태를 백분율로 알 수 있고 건강 개선에 효과적인 보충제를 추천받을 수도 있다. 건강 불균형의 예상 원인과 관련 증상을 제시해 주고 치료 시 주의할 사항을 제안하기도 한다.

memo
내 몸 상태 점검하기

예약일 :
검진기관 :

둘째 날

밥상이 약상이 되는 식습관

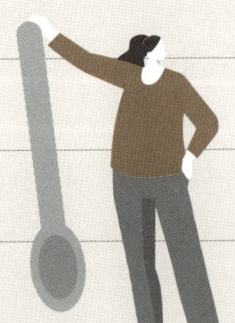
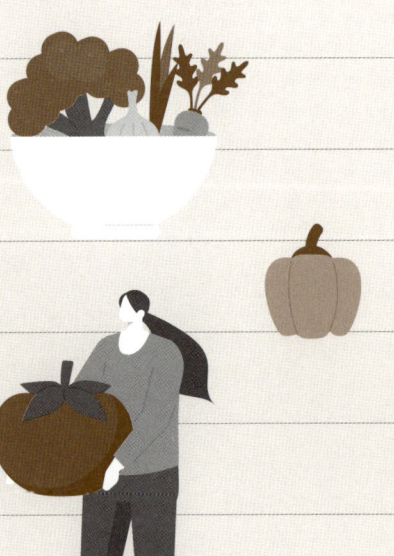

몸안의 독소를 빼고 영양을 채우려면
최소 3~6개월 동안 완전 채식인 '현미채식'을 해야 한다.
그래야 입맛을 길들여 현미채식을
평생 식습관으로 몸에 들일 수 있다.

대사질환 최고의 치유 습관, 현미채식

사람은 밥심으로 산다. 우리는 계절에 따라, 컨디션에 따라 특별식과 보양식을 먹지만, 가끔 한 번 먹는 음식은 우리 몸에 그다지 큰 영향을 미치지 못한다. 우리의 건강은 매일 먹는 밥이 결정한다. 그리고 밥과 함께 매일 자주 먹는 반찬이 치유 습관을 형성한다.

대사질환자가 가장 먼저 해야 할 일은 식습관을 바꾸는 일이다. 이 말은 매일 먹는 밥과 반찬을 '진짜 영양소'가 풍부하면서 독성 물질이 적은 음식으로 채우라는 뜻이다. 매일 먹어도 탈이 없는 영양 만점 밥상이 바로 '현미채식'이다.

현미채식은 몸안의 독소를 빼고 세포에 산소와 영양을 공급하기에 가장 좋은 음식이다. 그 자체로 미네랄과 비타민, 섬유소와 같은 영양소가 풍부할 뿐 아니라 대사산물과 활성산소를 제거해 준다. 한마디로 비우면서 채워주는 훌륭한 식습관이라고 할 수 있다. 구체적인 이유 4가지를 살펴보자.

첫째, 현미채식은 항산화 밥상이다

인체의 산성화는 대사 장애의 가장 큰 원인이다. 몸이 산화스트레스로 병드는 것을 막으려면 알칼리성(항산화) 물질을 섭취하여 균형을 이루어야 한다. 항산화 효과가 높은 음식이 바로 '현미와 채소'다.

현미와 같은 통곡류는 각종 비타민은 물론이고 미네랄부터 필수 아미노산, 필수 지방산까지 항산화 물질의 보고(寶庫)다. 이들 영양소는 95% 이상이 쌀겨(미강)와 쌀눈(배아)에 집중돼 있어 정제한 곡류인 백미를 먹어서는 절대 얻을 수 없다. 게다가 현미의 외피에는 섬유질이 풍부해 만성 변비 해소, 숙변 제거 등 독소 배출에 탁월한 효과가 있다.

채소는 각종 비타민과 미네랄, 효소의 산실이다. 대표적인 알칼리성 식품으로 육류나 곡류의 산성을 중화하는 절대 강자다. 콩, 가지, 마늘, 토마토, 시금치, 당근, 비트, 양배추, 파프리카 등의 채소에는 비타민A, 비타민B1(티아민), 비타민B2(리보플라빈), 비타민B3(니코틴산, 니아신), 비타민C 등이 풍부하고 칼륨, 칼슘이 많다. 브로콜리, 콜리플라워, 양배추, 겨자씨 같은 십자화과 식물은 특히 항산화 작용이 뛰어나다. 이 외에도 대부분의 모든 채소는 인간에게 유익한 성분이 많다. 데치거나 삶거나 볶거나 다양하게 요리해 먹어도 되지만, 가장 유익한 요리법은 채소찜이다. 발효 간장, 된장에 찍어 먹어도 좋고 올리브오일이나 생압착 들기름을 뿌려 먹어도 좋다.

둘째, 현미채식은 섬유소가 풍부한 밥상이다

섬유소는 녹색 식물의 세포벽을 이루는 탄수화물의 일종이다. 소화가 되지 않는 영양소라 처음에는 주목받지 못했지만, 섬유소를 적게 먹는 사람은 고혈압과 당뇨병은 물론이고 죽상경화증 같은 심혈관 질환, 뇌경색, 치매, 신부전 등의 대사질환에 더 걸린다는 연구 결과가 알려지면서 높은 관심을 얻기 시작했다.

섬유소를 섭취하면 장내 미생물이 섬유소의 긴 사슬을 분해하면서 신호 물질(단쇄지방산인 프로피온산·뷰티릭산·아세트산)을 만든다. 이 신호 물질은 장 점막을 통과해서 면역 세포들을 진정시키고, 혈관을 따라 흐르면서 심장의 부정맥을 줄이고 혈압을 떨어뜨리며, 죽상경화증을 완화시킨다. 흔히 고혈압 치료를 위해 저염식을 권하지만, 그보다는 섬유소가 풍부한 채소 밥상이 더 효과적인 대안인 것이다.

섬유소에서 분해된 신호 물질이 다양한 혈관 질환을 동시에 예방할 수 있는 이유는 장이 면역을 관장하기 때문이다. 면역 세포들은 밀가루 음식이나 빵, 가공식품처럼 몸에 해로운 음식이 장에 들어오면 곧바로 출격하는데, 밀가루의 글루텐 성분과 방부제에는 더욱 유별나게 반응한다. 면역 세포가 지나치게 흥분해서 제 몸을 공격하면 주위 조직이 상하면서 염증이 발생하고, 이때 섬유소의 신호 물질이 면역 세포를 진정시키고 염증을 가라앉힌다. 섬유소의 신호 물질이 부족해 염증이 만성화되면 장벽이 두꺼워지면서 각종 혈관 질환을 유발한다. 2천여 년 전 히포크라테스가 "모든 병은 장에서 출발한다"라고 했듯이, 섭취한 음식물을 처음 소화·흡수하는 장부터 다스려야 질병의 확산을 저지할 수 있다.

> **당독소가 높은 음식**
> 기름에 튀기거나, 직화로 구운 음식, 가공 육류 (닭튀김, 햄버거, 소시지, 햄), 과자, 시리얼, 치즈, 분유 등

셋째, 현미채식에는 당독소가 없다

당독소(glycotoxin)는 최종당화산물(AGEs)이라고도 하는데 혈중의 포도당이 단백질인 헤모글로빈, LDL콜레스테롤, 콜라겐 등과 반응해 생성되는 물질을 말한다. 당독소가 높은 음식은 기름에 튀기거나 직화로 구운 음식, 가공육류(닭튀김, 햄버거, 소시지, 햄), 과자, 시리얼, 치즈, 분유 등이다.

당독소는 적혈구를 엉기게 하고 혈관을 수축시켜 염증 반응을 일으킨다. 그로 인해 우리 몸은 산성-알칼리성의 균형이 깨져 산화스트레스에 시달리게 된다.

당독소는 당과 단백질 혹은 당과 지방이 만나면서 생기는 대사산

물 '메틸글리옥살(MGO)'이 원인 물질이다. 메탈글리옥살은 어떤 음식을 먹든 필연적으로 만들어지는데 육류 같은 고지방·고단백질 식품일수록 대량 생성된다. 메탈글리옥살이 많으면 당독소가 증가할 뿐 아니라 피로 물질인 젖산도 늘어나 염증 반응을 일으킨다. 요즘 저탄고지(탄수화물을 줄이고 지방 섭취를 늘리는 체중 감량법)가 인기지만, 저탄고지는 당독소를 폭발적으로 증가시켜서 세포의 기능을 망가뜨린다. 당독소의 원인이 되는 메틸글리옥살의 산성을 중화하기 위해서라도 현미채식을 해야 한다.

넷째, 육류의 위험성이 너무 크다

육류가 심각한 대사 장애를 부른다는 연구는 그간 수없이 발표되었다.

미국의 한 대학에서 성인 15만 명을 4년 동안 추적 조사한 결과, 지방이 많은 붉은색 육류를 하루 50g 이상 먹은 사람은 그보다 적게 먹은 사람보다 당뇨병 발병 위험이 48% 더 높게 나타났다. 동물성 지방이 복부 비만을 부르고 나아가 당뇨병의 원인이 되는 것이다.

독일의 연구에서는 붉은 육류를 즐겨 먹는 사람이 그렇지 않은 사람들에 비해서 뇌경색을 일으킬 확률이 47%가 더 높았다. 베이컨, 소시지, 육포 같은 육류 가공육류도 마찬가지 결과가 나왔다.

세계암연구기금 및 미국암연구소의 보고서에서는 붉은 고기 섭취를 대장암과 직장암의 1등급 발암물질로 규정했다. 담낭암, 전립선암, 유방암의 발병 확률도 높인다고 한다.

우리나라에서도 2014년 국민건강영양조사에서 유방암, 대장암 발병률과 육류 소비량이 비례했다.

육류는 대표적인 강산성 식품이다. 산성 식품은 염소, 인, 나트륨, 황과 같이 체내에서 분해되면 산성이 되는 식품을 말하는데, 그중에서도 산도가 강한 설탕, 햄, 소시지, 돼지고기, 소고기, 과자류 등은 강산성 식품에 해당한다.

육류는 고지방, 고칼로리 식품이다. 터질 듯 쌓여가는 지방과 칼로리를 줄이기 위해서라도 현미채식으로 식단의 균형을 맞추어야 한다.

memo

평소 나의 식습관은

식습관 혁명을 위한 5원칙

> **차리기 쉬운 현미채식 밥상**
> 현미밥 조금
> +
> 채소 반찬 서너 가지
> +
> 식물성 단백질 추가

매 끼니를 어떻게 현미채식으로 챙겨서 먹을까 걱정이 앞설 수 있다. 대체 어떻게 밥상을 차려내야 하나 싶겠지만, 현미채식 식단은 단출하다. '현미밥 조금에 채소 반찬 서너 가지, 거기에 식물성 단백질 추가'만 하면 된다. 다만, 다음의 자연 치유 식단 5원칙을 꼭 지킨다.

1. 생명력을 담은 자연식으로 골고루
2. 현미채식으로 소식(GI·GL지수는 참고만)
3. 항산화 물질, 식이섬유가 풍부한 식이
4. 아미노산이 풍부한 식이
5. 소화·흡수가 잘되는 식이와 거꾸로 식사법

제1원칙. 생명력을 담은 자연식으로 골고루

자연식은 곧 생명식이니 생명의 기운이 가득한 음식을 먹어야 한다. 당연히 원재료의 맛과 향이 그대로 살아 있는, 가공하지 않은 거친 음식이 생명력이 높다. 그래서 우리의 식탁에는 매 끼니마다 익힌 채소뿐 아니라 생채소가 올라가야 한다.

시기도 중요하다. 모든 자연 재료는 제철이 있다. 제철일 때 가장 영양이 풍부하다. 봄에는 초록색 나물, 여름에는 수박과 토마토 같은 수분 많은 과일, 가을에는 도라지와 무 같은 뿌리채소, 겨울에는 말린 나물과 콩, 검은깨 등을 먹는다.

무엇보다 우리 땅에서 난 우리 음식이 최고다. '신토불이(身土不二)'라는 말이 괜히 나온 게 아니다. 생명력은 운송 거리에 반비례한다고 해도 과언이 아니다. 먼 거리를 이동해야 하는 자연 재료는 익기도 전에 따서 장기간 이동해야 하는 점을 고려해 각종 화학 보존 물질을 뿌리는 경우가 많다.

식물들은 열매의 색깔을 통해 인간에게 이제 먹을 수 있다는 정보를 제공해 준다. 열매가 충분히 익으면 사람의 소화기관에 아무런 부담 없이 소화가 되도록 해준다. 파란 과일은 아직 먹을 때가 아니며 붉은색, 오렌지색, 노란색은 먹을 때가 된 것이다. 미국이나 우리나라 마트에서는 멀리 떨어져 있는 남미, 특히 칠레에서 생산된 과일을 수입하여 판매하는데, 보기에도 먹음직스러운 색깔이 눈을 사로잡는다. 이런 과일들은 수입 과정에서 덜 익은 과일에 산화에틸렌가스를 주입하게 되는데, 산화에틸렌가스를 주입하면 표면의 색깔이 마치 먹을 수 있다는 정보를 가진 완숙 열매 특유의 빛깔로 변화한다. 그러나 과일 안에는 여전히 다량의 렉틴과 함께 잔류농약이 남아 있게 된다. 그런 식품은 소화 장애와 만성 염증을 유발할 수 있다.

반면에 유럽 사람들은 이스라엘이나 북아프리카로부터 과일을 수입한다. 그래서 미국이나 우리나라보다는 이런 종류의 피해를 덜 입는다. 미국의 많은 사람들은 이미 비만이고 우리나라 사람들도 비만이 늘고 있는 반면에 유럽 사람들이 날씬한 체격을 갖는 이유가 여기에 있다.

생명력을 담은 자연 식이의 마지막 기준은 색깔별로 골고루 섭취하는 것이다. 동양에는 예부터 음양오행 이론이 전해져왔다. 인간의 생성과 소멸은 우주의 순환 이치와 같은데 음양과 오행은 서로 돕고 보충하는 성질을 지녔다. 음양오행에 따라 5가지 색깔의 음식을 골고루 섞어 먹으면 우리 몸에 이로운 음식이 된다. 단순히 옛사람들의 허황한 이론이라고 볼 게 아니다. 하버드대학교 의과대학에서도 컬

러푸드와 같이 조화로운 음식 섭취의 중요성을 강조했다.

생명식에서 하나 더 짚고 넘어갈 게 가공식품이다. 가공식품은 음식을 만드는 데 자연스럽지 않은 인공적인 과정이 추가되는 것이다. 가공식품이 몸에 안 좋은 건 모두 알 것이다. 단순히 의심스러운 위생, 과다한 당분만이 문제가 아니다. 보존제, 착향제, 착색제, 안정제 등 눈에 보이지 않는 다양한 인공 성분이 우리 몸의 호르몬 분비를 교란시키고 독성 물질을 만들어낸다. 특히 시판되는 알코올과 각종 음료수는 칼로리만 높고 우리 몸이 필요로 하는 영양 성분은 거의 없어서 살만 찌게 한다.

결론적으로 우리는 자연식을 실천해야 한다.

제2원칙. 현미채식으로 소식(GI·GL 지수는 참고만)

저칼로리 저지방의 현미채식이야말로 우리 몸에 무리를 주지 않는 자연에 순응하는 식이요법이다. 고칼로리 고지방 음식을 먹으면 우리 몸은 이를 소화하기 위해 혈류를 일순간 위장으로 몰아버린다. 과식하면 졸리고 피곤한 이유가 여기에 있다. 다른 곳에 쓸 에너지까지 소화에 쓰기 때문이다. 고칼로리 고지방 음식은 소화 과정에서 독성 물질도 많이 배출해 자주 먹으면 몸에 무리가 온다. 따라서 육류와 유제품, 생선을 멀리하고 과식은 절대 금해야 한다.

'위가 약간 덜 찬 듯이 먹어야 건강하다'는 옛말이 있다. 위의 부담을 줄이기 위해 80%만 채우는 식사를 하면 좋은데 요즘에는 60%만 채우는 식사를 권하는 의사들도 있다. 소식이 여러 가지 건강상의 해악을 줄여주기 때문이다. 심지어 하버드대학교에서도 "검증된 가장 확실한 무병장수의 비결은 소식뿐"이라고 했다.

또 빠르게 혈당을 올리고 혈액을 탁하게 만드는 GI 지수(glycemic index, 당지수)가 높은 밀가루, 빵, 정제 곡물은 배제해야 한다.

GI 지수는 1981년 캐나다 토론토대학교 데이비드 젠킨스 교수팀이 당뇨병 환자의 식단 개선을 위해 제안한 개념으로 GI 지수가 높은 식품은 혈당을 빠르게 상승시켜 인슐린을 과잉 분비하게 한다. GI 지수가 55 이하이면 낮고, 56~69는 보통, 70 이상이면 높은 식품으로 분류한다.

GI 지수	대표 음식(100g 기준)
높음 GI 70 이상	백설탕(109), 주먹밥(96.9), 바게트(93), 쌀밥(92), 초콜릿(90), 도넛(86), 떡(85), 감자(85), 베이글(77.4), 라면(73)
보통 GI 56~69	보리밥(66), 호박(65), 파스타(65), 호밀빵(64), 아이스크림(63), 수박(60), 파인애플(65), 머핀(59), 현미밥(56)
낮음 GI 55 이하	고구마(55), 바나나(52), 참외(51.3), 두부(42), 사과(33.5), 달걀(30), 양파(30), 토마토(30), 양배추(26), 아몬드(25), 미역(16)

> 소식을 기본으로 하되,
> 저칼로리,
> 저지방 식품으로
> 골고루 먹는다.

그런데 GI 지수는 우리가 한 번에 먹는 양을 기준으로 하지 않아 실생활에 그대로 적용하기에는 무리가 있다. 그래서 1회 분량을 기준으로 혈당 반응을 비교한 GL 지수(glycemic load, 당부하지수)도 알아두어야 한다. GL 지수가 20 이상이면 높고, 11~19는 보통, 10 이하이면 낮은 것으로 본다.

그런데 여기에도 함정은 있다. 식품마다 1회 분량이 각각 다르고 무엇보다 사람마다 음식에 대한 반응도 다르며 조리 방식에 따라서도 달라지니, GI와 GL 지수는 참고만 하고 '저칼로리, 저지방 식품을 골고루 소식한다'는 원칙을 지켜야 한다.

제3원칙. 항산화 물질, 섬유소가 풍부한 식이

우리는 호흡하고 음식을 섭취하면서 활성산소를 만들어낸다. 활성산소를 진정시키고 세포의 산화를 막으려면 현미채식만한 게 없다.

현미와 채소의 항산화 효과는 현미채식 밥상이 왜 약상인지 설명하면서 살펴보았다. 그 외에도 채소에는 피토케미컬이 풍부하다. 피토케미컬(phytochemical)은 식물 세포 내에 다양한 색과 형태로 저장된 '식물 화학 물질'을 일컫는데, 항염 작용, 항콜레스테롤 작용, 혈압, 혈당 조절을 도와주는 작용으로 대사 장애와 비만 개선에 탁월하다.

버섯 다당체인 베타글루칸은 독소 배출과 면역력 향상에 도움이 된다. 육류에 많다고 알려진 철분은 식물성 식품으로도 얼마든지 보충할 수 있다. 철분이 풍부한 식물은 콩(특히 렌틸콩), 비트, 시금치, 브로콜리, 깻잎 등이다. 비타민C가 식물성 철분의 체내 흡수율을 높여준다.

대사 장애는 면역력을 좌우하는 장의 역할이 커서 섬유소를 적절하게 섭취하는 습관이 중요하다. 섬유소는 위장 운동과 소화액 분비를 활발하게 하며, 장내 유익균의 먹이가 되어 비타민B군을 합성하는 등 면역력을 높이고 심장병 위험을 낮춘다. 또 소화 시간을 늘려 갑작스럽게 혈당이 상승하는 것을 막고 각종 노폐물을 배출해 장을 깨끗이 청소하며 담즙산의 재흡수를 억제해 혈중 콜레스테롤의 양을 줄인다.

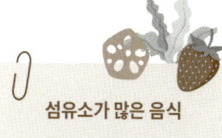

섬유소가 많은 음식

바나나, 딸기, 사과,
블루베리 등의 과일
연근, 우엉 등의 뿌리 채소
콩, 콩비지, 현미 같은 통곡물
귀리나 보리 같은 잡곡류
다시마와 톳, 미역 같은 해조류

섬유소는 자체 영양분은 없지만 5대 영양소인 탄수화물·단백질·지방·비타민·미네랄에 더해 6대 영양소로 불릴 정도로 우리 몸에서 유익한 일을 많이 한다. 따라서 섬유소가 많은 바나나, 딸기, 사과, 블루베리 같은 과일과 연근과 우엉 같은 뿌리채소, 콩(콩비지가 더 좋다), 현미 같은 통곡물, 귀리나 보리 같은 잡곡류, 다시마와 톳, 미역 같은 해조류를 섭취하는 것이 좋다. 채소는 대부분 섬유소가 많다.

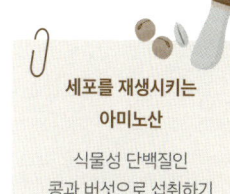

세포를 재생시키는 아미노산

식물성 단백질인
콩과 버섯으로 섭취하기

제4원칙. 아미노산이 풍부한 식이

아미노산은 단백질이 분해되어 저분자화된 것으로 우리 몸에서 하는 일이 정말 많다. 무엇보다 아미노산은 세포 재생에 없어서는 안 될 성분이다. 적혈구·백혈구 등 혈액의 90%, 위와 간, 신장 세포의 90%가 아미노산이라서 모자라면 혈액과 세포를 재생할 수 없다.

아미노산을 얻으려면 단백질 식품을 먹어야 하는데 현미채식으로는 단백질이 부족할 수 있다. 그래서 식물성단백질이 풍부한 콩과 버섯을 매일 먹어야 하는데 단백질은 소화·흡수율이 낮기 때문에 일반 콩보다는 발효한 콩 식품인 된장, 청국장, 초콩, 낫또, 템페(인도네시아 전통 콩 발효 식품)를 매일 먹는 것이 좋다.

> **거꾸로 식사법 순서**
>
> 과일 먹기
> ↓
> 채소 반찬 먹기
> ↓
> 초콩, 견과류 등 단백질 먹기
> ↓
> 고구마 또는 현미밥 먹기
> (반찬 먼저 먹고 밥 먹기)

만성신부전증을 제외하고는 단백질 스코어가 10인 계란을 하루에 하나 정도 먹는 것은 좋다. 유기 방사유정란이나 Non-GMO 사료를 먹인 닭이 낳은 1번 계란을 추천한다.

제5원칙. 소화·흡수가 잘되는 식이와 거꾸로 식사법

소화가 잘되는 음식을 골라 매일 세 끼를 일정한 시간에 천천히 꼭꼭 씹어 먹어야 한다. 오래 씹어야 침 속의 아밀라아제로 음식물을 충분히 분해해서 췌장의 부담을 줄일 수 있으며, 포만감을 느끼게 하는 렙틴 호르몬이 식사하고 20분이 지나야 분비되기 때문이다. 급하게 먹으면 포만감을 못 느껴 과식하게 되고 소화에도 좋지 않으며 혈당도 빠르게 치솟는다. 일본의 106세 쇼치 사부로는 네 살 때 어머니에게 "음식은 30회 이상 꼭꼭 씹어 먹어라"라는 말을 듣고 100년 넘게 그 습관을 지킨 것이 장수의 비결 중 하나라고 말했다. 자극적이지 않은 음식을 최소 50회 이상 씹어서 먹어야 소화율이 높아진다.

먹을 때는 일반적으로 후식의 개념인 과일부터 먹는다. 입안을 촉촉하게 만들고 위장을 미리 깨워 위산 분비를 촉진하는 단계이다. 과일의 당분과 섬유소가 포만감을 줄 수 있다. 과일을 먹은 뒤에는 채소 반찬을 골고루 먹는다. 그러고 나서 단백질 보충을 위한 초콩과 견과류를 천천히 먹으면 배가 어느 정도 차게 된다. 그다음 고구마나 현미밥을 꼭꼭 씹어서 삼킨다.

처음에는 반찬을 먼저 먹고, 밥을 나중에 따로 먹는 것이 익숙하지 않을 수 있다. 그러면 반찬을 먼저 먹고 삼킨 후 밥을 한 숟가락 먹는 것부터 시작해도 좋다. 이렇게 하면 소화도 잘되고 혈당이 올라가는 속도도 줄이는 식사를 할 수 있다.

 마지막으로 소화를 위해 몸에 익히면 좋은 식습관을 소개한다. 바로 식사 전후 1시간 이내에는 물을 마시지 않고 국, 탕, 찌개를 피하는 것이다. 그리고 물은 따뜻하게 마시는 것이 좋다. 따뜻한 물을 마시는 습관은 혈당 내리는 데도 도움이 된다. 무엇보다 속이 편한 수면을 위해 저녁은 간단히 먹고 간식이나 야식은 피한다.

대사질환자를 위한 현실 치유 밥상

앞에서 현미채식 밥상과 자연식이 5가지 원칙을 살펴보았다. 그런데 원칙과 이유를 알아도 막상 실천하려면 난감할 수밖에 없다. 현미채식을 소식한다는 건 알겠는데 매일의 끼니를 어떻게 꾸려야 할지 막막하기 때문이다.

비만인이 많은 미국의 경우 비만인을 줄이기 위해 효과적인 식단 개발이 활발하게 이루어지고 있다. 특히 하버드대학교가 소개한 '헬시 이팅 피라미드(Healthy eating pyramid)'가 유명하다.

헬시 이팅 피라미드(음식 피라미드)

1992년 4월, 미국 농무부는 자국민의 식습관 개선을 위해 총 4단으로 이루어진 음식 피라미드(food pyramid)를 발표했다. 각 단마다 영양군별로 음식을 표시해놓고 '이렇게 먹어야 건강하게 살 수 있다'고 제시한 것이다. 아래쪽의 음식은 많이, 위쪽 음식은 적게 먹으라는 의미를 직관적으로 보여주기 위해 피라미드 모양으로 만들어졌다.

가장 아랫단에는 쌀, 빵, 파스타, 시리얼 등 탄수화물이 배치되었고, 그 위로는 채소와 과일, 다음이 우유, 요거트, 치즈의 유제품과 생선, 가금류, 붉은 고기, 달걀과 견과류 같은 단백질, 맨 위층이 지방과 오일, 당류이다. 이에 의하면 빵과 같은 탄수화물은 많이, 지방은 적게 먹어야 한다.

음식 피라미드는 미국의 대표 권장 식단이 됐지만 기대와는 달리 음식 피라미드 도입 이후 미국의 비만율은 오히려 증가했다.

농무부 권장 식단에 대한 비판이 끊이지 않자 하버드대학교가 나섰다. 2008년 수정된 하버드대학교의 건강식 피라미드는 기존과 많이 달라졌다. 갈수록 늘어가는 미국 내 비만율과 대사질환을 막는 식이요법이 필요했기 때문이다.

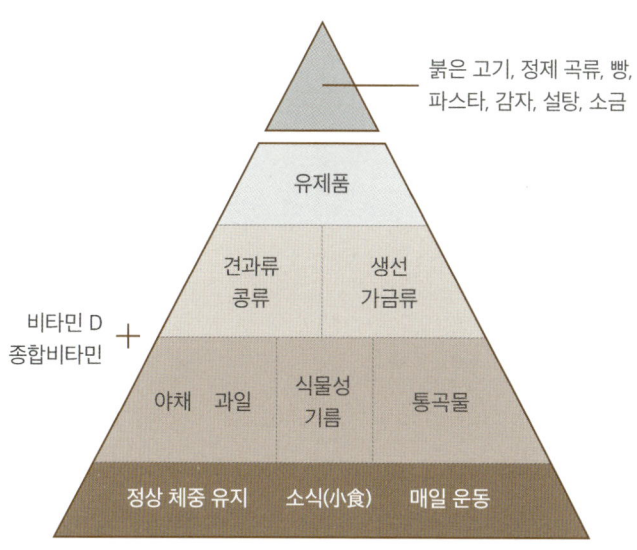

무엇보다 피라미드 맨 아래에는 음식과 상관없이 운동과 체중 조절, 골고루 균형 잡힌 영양소를 '소식(小食)'하라는 권장 사항이 들어갔다. 정상 체중을 유지하고 살짝 땀이 날 정도로 매일 운동할 것을 권고하는데 이를 지키지 않으면 아무리 좋은 음식을 먹어도 소용이 없기 때문이다.

다음 윗단은 매 끼니 먹어야 하는 음식으로 통곡물로 만든 밥, 빵 등이 놓였다. 옆에는 다양한 채소류, 과일류를 배치했고 몸에 좋은 식물성 기름도 빼놓지 않도록 했다. 동물성과 식물성을 구분해 식물성 기름을 추천한 것이다.

3단에는 생선, 가금류, 달걀과 견과류, 콩류를 넣어 단백질을 챙겨 먹도록 했다. 단, 견과류는 칼로리가 높으니 많이 먹지 않도록 주의할 것을 권고한다.

4단은 유제품으로 하루에 1~2회 섭취를 권장한다. 하지만 대사 장애를 겪고 있다면 저지방 제품을 먹어야 한다.

5단은 제한해야 하는 음식으로 가끔, 조금만 먹어야 한다. 붉은 고기와 정제 곡류, 빵과 파스타, 감자, 설탕, 소금 등으로 정제 탄수화물이 몸에 좋지 않다는 점을 확실히 했다.

이외에도 매일 비타민D를 추가로 먹고 종합비타민도 권장한다.

마이 플레이트, 한 접시 식사

이 책 『마흔의 습관혁명』에서는 우리나라 상황에 맞게, 대사 장애를 겪고 있는 사람들을 위해 '한 접시 식사'를 제안한다. 반드시 지켜야 할 사항은 '현미채식을 꾸준히 소식'하는 것이다. 육식의 유혹을 도저히 끊어낼 수 없다면, 약간의 동물성 단백질(닭가슴살 주 1회, 매일 계란 1개)을 곁들인 변형 현미채식을 권한다. 이를 이미지로 정리해 보았다.

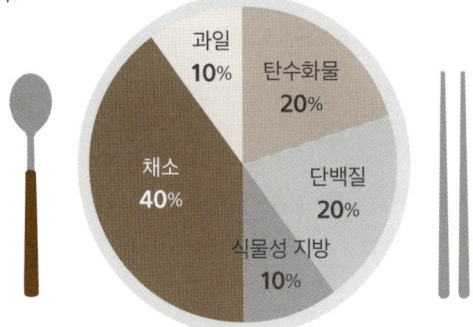

이 접시의 특징은 열량은 줄이고 현대인에 부족한 항산화 물질을 늘린 것이다. 그래서 채소와 과일로 반을 채우고 탄수화물을 20%로 많이 줄였다. 채소를 듬뿍 먹으면 미네랄과 식이섬유를 충분히 섭취할 수 있어 장도 건강해지고 피도 맑아진다. 당연히 혈당도 안정된다. 단백질은 콩(초콩, 청국장이나 템페*), 두부, 버섯류를 위주로 하고 달걀을 하루에 1~2개 섭취한다. 식물성 지방은 들깨나 아마씨 가루 10g 한 스푼, 올리브유 한두 스푼, 견과류 한 스푼을 먹는다.

아래 그림에서 한 끼에 먹어야 할 식품의 종류와 양을 확인해 보자. 아침은 채소 위주로 만든 수프와 함께 템페나 청국장, 계란(신부전증 환자는 제외), 고구마 1개, 과일 반 개 정도 먹고, 점심과 저녁은 현미밥 반 공기에 3~4가지 채소 반찬과 아마씨나 들깨, 초콩이나 청국장, 견과류 한 수저씩, 계란(유기 방사유정란), 과일 반 개를 먹는다. 체중과 혈당 조절에 더 힘써야 한다면 저녁은 아침 식단과 같이 먹으면 좋다.

*템페 : 콩을 발효시켜서 만든 인도네시아의 대표적인 음식.

> **아침, 저녁 식단**
> 채소 수프, 계란, 고구마, 과일 반 개
>
> **점심 식단**
> 현미밥 반공기, 채소 반찬 서너 가지, 아마씨나 들깨, 견과류 한 수저, 계란, 과일 반 개

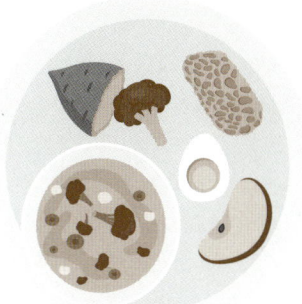

<아침, 저녁 식단>

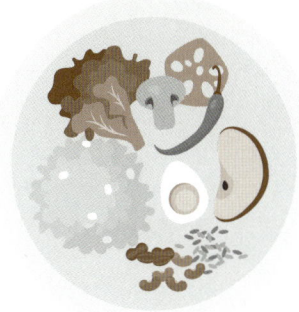

<점심 식단>

'한 접시 식사'를 음식 피라미드로 나타내면 다음과 같다.

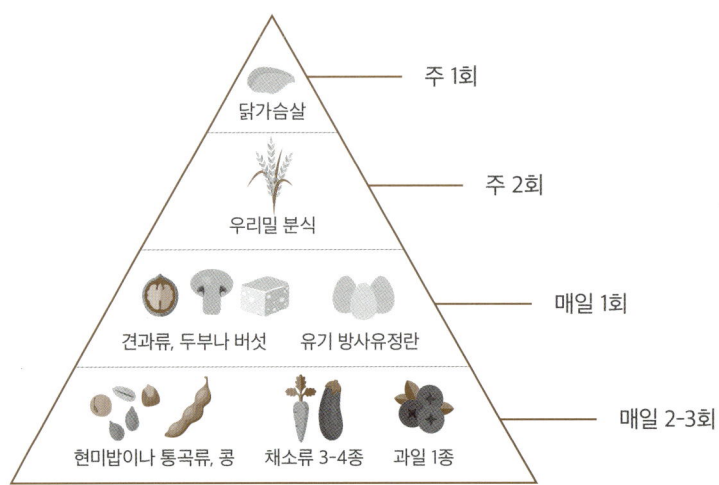

분식은 우리밀 국수나 빵으로 주 2회, 특식은 토종닭, 오리고기, 자연산 흰살 생선 중 한 종류로 주 1회 먹는데, 분식이나 육식을 좋아하는 비건이 아닌 사람들을 배려했다.

평생을 유지해야 하는 식단이므로 한꺼번에 다 바꾸려 들지 말고 조금씩 식탁에 변화를 불러오자. 소식하면서 꾸준히 권장 식단을 지킨다면 3개월이 지나면서부터는 컨디션이 달라지는 것을 체감할 수 있을 것이다.

 **TIP 마흔엔 찬밥 더운밥 가려야 한다**

예전의 우리 어머니들은 집안의 어른이나 귀한 자식은 매 끼니마다 갓 지은 따뜻한 밥을 상에 올렸다. '찬밥은 영양이 살로 안 간다'는 게 이유였다. 그런데 그 말이 과학적으로 증명되었다. 탄수화물이 식으면 저항성 전분으로 바뀌어 우리 몸에서 '더디게 소화되면서 포도당이 덜 흡수된다'는 연구 결과가 나온 것이다.

탄수화물 전분은 요리하고 나서 냉장고에 넣어 식히면 새로운 화학 구조로 바뀐다. 이렇게 냉각 과정에서 생긴 결합 구조를 '저항성 전분'이라고 하는데, 소장에서 소화되는 것에 저항한다는 의미다.

찬밥은 저항성 전분으로 바뀌어서 소장을 지나 대장까지 이동해서야 분해된다. 덕분에 포만감은 높아지고 칼로리와 포도당 흡수율은 낮아질 뿐 아니라, 대장의 유익균에게 훌륭한 영양을 제공하게 된다. 저항성 전분은 밥을 데워도 계속 유지되지만, 그렇다고 너무 뜨겁게 데우지는 않아야 한다.

저항성 전분은 콩과 식물, 통곡물, 씨앗류에 많고 생감자와 덜 익은 바나나(초록색이 많은 바나나)에도 풍부하다.

저항성 전분은 또한 염증을 개선하는 효과가 있어 현재 제2형 당뇨병 환자를 위한 건강식품으로 연구되고 있다. 요즘에는 체중 감량을 위해 찬밥을 먹는 사람들도 늘고 있다. 단, 몇 가지 주의사항이 있다.

1. 밥을 해서 살짝 식힌 후 바로 냉장 보관한다. 실내에 그냥 두면 복통과 설사를 유발하는 세레우스균이 생기기 쉽다.
2. 최소 12~24시간 정도 냉장고에 두었다가 꺼내 먹는다.
3. 밥을 너무 뜨겁게 데우지 않는다.

그렇다면 햇반 역시 찬밥이니 저항성 전분일까? 균을 다 제거한 일반 햇반은 저항성 전분 구조가 형성되지 않는다고 한다. 마지막으로 하나 더, 소화 기능에 문제가 있다면 저항성 전분이 설사, 복부팽만 등의 증상을 유발할 수 있다. 그러니 먹을 때 조금씩, 더 오래 꼭꼭 씹어 먹어야 한다.

대사질환마다 다른 치유 영양소

오랜 시간 서서히 병든 대사질환들은 강하게 밀어붙이는 공격적인 방법보다는 습관을 바꿔 꾸준히 개선해가는 치료가 효과적이다.

대사 장애로 생긴 질병은 먹고 소화하는 과정에서 생긴 병인만큼 5대 습관혁명 중에서 가장 중요한 것은 식습관이다. 누누이 말해왔지만 현미 채식 위주의 저지방 저칼로리 식단은 대사 기능 개선에 있어 아무리 강조해도 지나치지 않는다. 다만, 식사만으로는 부족할 수 있는 영양소가 있다. 그런 영양소는 따로 챙겨서 먹어야 한다. 대사증후군의 대표 질병인 당뇨병과 고혈압, 이상지질혈증을 위한 치유 영양소를 알아보자.

당뇨병을 위한 10대 영양소

당뇨병을 앓고 있다면 균형 잡힌 영양 공급에 적극적으로 임해야 한다. 포도당이 소변으로 빠져나갈 때 영양소도 함께 배출되기 때문이다. 당뇨병 치유에 도움이 되는 영양소들을 정리해 보면 다음과 같다.

✓ **당뇨병 환자가 꼭 먹어야 할 영양소 10가지**

1. **크롬** - 인슐린 민감성을 높인다.
2. **아연** - 췌장 세포의 기능을 복원하고 인슐린 민감성을 높인다.
3. **오메가 지방산** - 만성 염증을 줄이고 인슐린 민감성을 높인다.
4. **탄닌** - 혈당과 혈압을 내리고 지방산을 녹인다. 강력한 항산화 작용으로 활성산소를 억제한다.

5. **마그네슘** - 당뇨 발병 위험을 낮춘다. 염증을 줄이는 것은 물론이고 인슐린 저항성도 개선한다.

6. **비타민B군** - B6와 B12는 신경 조직을 건강하게 한다. 당뇨 합병증의 하나인 신경병증 예방에 좋다.

7. **비타민D** - 혈당과 혈압을 조절하고, 바이러스나 박테리아 같은 병균을 억제해 염증을 예방한다.

8. **비타민C** - 면역력을 높이고 세포의 손상을 막는다. 동맥을 유연하게 만들어 당뇨병 환자의 혈압을 낮춘다.

9. **비타민E** - 혈관과 신경세포를 보호해 당뇨로 인한 신경 손상을 되돌릴 수 있고, 당뇨성 백내장과 동맥경화도 방지한다.

10. **클로로겐산·폴리페놀** - 항산화 작용이 뛰어나 포도당 흡수를 억제하고 혈당을 내리는 역할을 한다. 또한 활성산소를 억제해 고혈압 등 심혈관 질환을 예방한다.

10가지 영양소를 모두 골고루 섭취해야 하지만 그중에서도 아연과 오메가 지방산은 당뇨병 개선에 큰 효과가 있다. 그리고 오염된 혈액을 정화하기 위해 반신욕이나 족욕도 추천한다.

고혈압을 위한 5대 영양소

최고의 혈압약은 '걷기'다. 걸으면 제2의 심장이라고 하는 장딴지 근육이 혈관을 '조였다 풀었다'를 반복하면서 혈액을 밀어 올린다. 걷는 속도에 따라 심장 박동이 올라가서 혈행이 빨라지고, 운동으로 몸에 열이 나면서 혈관이 확장돼 혈압이 떨어진다.

✓ 고혈압 개선에 효과가 탁월한 5대 영양소

1. **비타민D**
   혈압을 올릴 때 분비되는 호르몬인 '레닌'의 양을 조절하는 게 비타민D다. 레닌과 비타민D가 균형을 이루면 혈압이 적정하게 유지되는데, 대사 기능의 이상으로 레닌이 지나치게 많아졌거나 비타민D가 부족하면 혈압이 올라간다. 그래서 고혈압일 때는 비타민D를 꼭 보충해야 한다. 비타민D는 체내에서 만들어지지 않아 햇볕을 직접 쬐며 합성해야 한다.

2. **오메가3 지방산**
   염증을 줄이고 혈압을 조절하는 PG(프로스타글란딘)의 원료다. 들깨, 아마씨, 아보카도, 올리브유, 견과류, 저온에서 사는 물고기에 오메가3 지방산이 많다.

3. **비타민E**
   혈압이 높으면 혈관 손상이 잦은데, 혈관 질환 예방과 치료에 꼭 필요한 영양소. 과산화지질의 생성을 억제하고 콜레스테롤 대사를 촉진해 항산화 작용은 물론 혈관 청소 효과가 뛰어나다. 통곡류와 채소, 홍화씨, 해바라기씨, 올리브유, 아마씨유 등 식물성 기름과 호두, 아보카도, 아몬드, 잣 등의 견과류에 많이 함유되어 있다.

4. **게르마늄**
   산소 공급을 촉진하고 혈관 내 노폐물을 제거함으로써 혈액을 정화해준다.

5. **몰리브덴**
   생명에 필수적인 미량 원소 중 하나다. 심장 근육에서 주로 사용하는 영양소라 부족하면 심장 근육이 손상을 입는다.

고혈압에는 무조건 저염식을 해야 한다?

대부분의 만성 질환자들에게 "식이 관리는 어떻게 하세요?"라고 물으면 "예, 저염식해요"라고 답을 하지 "현미채식해요"라고 답하는 사람은 소수에 불과하다. 대부분 주치의에게 그렇게 배웠기 때문일 것이다.

과연 저염식이 답이 될까? 특히 고혈압 환자에게 저염식을 권하는데, 짜게 먹으면 교감신경이 긴장해 혈압이 올라가기 때문이다. 하지만 우리가 간과한 중요한 사실이 있다. 소금은 지구상에서 가장 강력한 알칼리성 식품이다. 몸의 산성화를 막는 최고의 식품을 어떻게 포기할 수 있겠는가.

앞서 얘기했지만, 현미채식의 풍부한 미네랄이 고혈압 환자에게는 구세주다. 칼륨, 칼슘, 마그네슘이 나트륨의 배출을 도와서 굳이 싱겁게 먹지 않아도 된다. 적당히 간을 해서 맛있게 먹으면 된다. 현미채식은 저염식을 하면 맛이 없어서 오래 먹기가 어렵다. 평생 먹어야 할 밥을 도 닦는 심정으로 맛없게 먹을 필요가 없다.

단, 혈압 조절에 난항을 겪고 있는 경우라면 저염식을 해야 한다.

고지혈증을 위한 5대 영양소

고지혈증은 적정 콜레스테롤을 유지하는 게 중요하다. 콜레스테롤이 너무 높으면 혈관벽에 기름때가 쌓여 혈관 질환을 일으키지만 그렇다고 억지로 낮추면 신경 세포가 망가지고 근육이 부서지며 기억력과 성욕이 떨어져서 위험하다.

콜레스테롤을 조절하는 방법은 의외로 간단해서 약물 없이 식이요법으로도 조절이 가능하다. 소·돼지기름, 버터, 치즈, 살코기, 과자, 마요네즈 등 트랜스 지방을 포함한 포화 지방산의 섭취를 줄이고, 현미채식처럼 필수 지방산과 미네랄이 풍부한 식품으로 염증을 잠재우면 된다. 그런 뒤에는 운동으로 지방을 연소한다. 항산화 물질이 풍부한 음식과 오메가3 같은 불포화 지방산은 체내 염증을 낮출 뿐 아니라 혈관과 심장에도 좋다.

✓ 고지혈증을 바로잡는 5대 영양소

1. **비타민B군** - 심혈관 질환의 감소와 연관이 있어 대사질환에 유익하다. 특히 비타민 B6의 결핍은 동맥경화를 유발하기 때문에 반드시 먹어야 한다.

2. **셀레늄** - 심장병과 대사질환을 예방하는 효과가 있다. 셀레늄은 비타민 E와 협력하여 심장을 움직이는 에너지인 코엔자임Q를 생산한다. 심장병 예방은 물론 심장 발작을 일으킨 다음에도 탁월한 효과를 나타내며, 부정맥 및 기타 심장질환의 치료에 효과적인 것으로 발표되었다.

3. **크롬** - 혈중 콜레스테롤과 중성지방을 현저히 감소시킨다. 맥주 효모에 많이 들어 있는데, 맥주 효모만 투여한 임상 실험에서 혈중 콜레스테롤 수치가 15~17% 감소했다.

4. **레시틴** - 달걀 노른자와 콩에 풍부한데 계면활성 작용을 하므로 콜레스테롤이나 중성지방 등을 섞이게 하는 역할을 한다. 레시틴을 많이 먹으면 콜레스테롤을 녹이기 때문에 고지혈증과 지방간을 예방하거나 치료하는 데 도움이 된다.

5. **코엔자임Q10** - 가족성 고지혈증으로 콜레스테롤 억제제를 꼭 먹어야 한다면 코엔자임Q10을 함께 먹어야 한다. 콜레스테롤 억제제를 먹으면 심장에 절대적으로 필요한 코엔자임Q10이라는 효소가 만들어지지 않아 심장에 악영향을 끼친다.

이들 영양소가 어떤 작용을 하는지 그림으로 그려보면 아래와 같다. 핵심은 인슐린 저항성을 낮추고 미토콘드리아 기능을 향상하는 데 있다. 포도당을 세포 안으로 잘 들여보내고, 세포 속 미토콘드리아가 잘 가동하여 포도당을 에너지로 바꾸면 그 결과 대사 기능이 원활해지면서 포만감이 상승하여 식욕이 억제된다.

미네랄, 비타민, 오메가 지방산이 인슐린 저항성을 낮춘다.

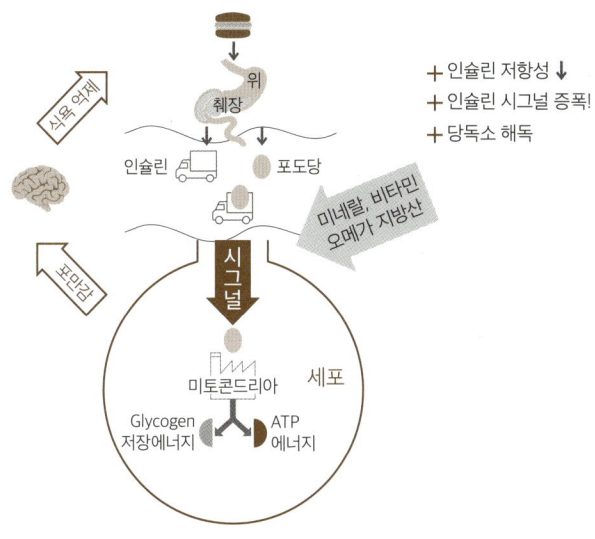

당연한 얘기지만, 대사 장애는 대사 기능을 개선해야 좋아진다. 면역 반응을 정상적으로 되살려 염증을 억제하고 인슐린 저항성을 줄여서 혈액이 머리끝에서 발끝까지 막힘없이 순환하도록 해야 한다. 그런 뒤에 질병의 경중에 따라 약간의 치료법을 더하면 어떤 병이든 나을 수 있다.

대사 기능 개선에 탁월한 식품과 물질
① 천연 발효식초

식초가 건강에 도움을 주는 주요 이유 중 하나는 그 안에 포함된 아세트산이다. 아세트산은 식초의 주요 구성 성분으로서 여러 가지 건강상의 이점을 제공한다. 다음은 식초의 건강에 미치는 긍정적인 영향과 그 이유를 구체적인 사례와 과학 이론을 통해 설명한 것이다.

혈당 관리 - 아세트산은 혈당 조절에 도움을 주는 역할을 합니다. 아세트산은 식사 후 혈당 상승을 완화시켜 인슐린 감도를 향상시키는 것으로 알려져 있습니다. 인슐린은 혈당을 조절하는 중요한 호르몬으로, 인슐린 감도가 낮아지면 당뇨병과 관련된 문제가 발생할 수 있습니다.

과학적 이론 - 2015년에 발표된 연구에서, 1천 명 이상의 참가자를 대상으로 혈당 관리와 식초 섭취 간의 관련성을 조사한 결과, 식초를 복용한 사람들은 식초를 섭취하지 않은 사람들에 비해 혈당 상승률이 낮았다는 결과가 나왔습니다. 이는 아세트산이 혈당 상승을 억제하는 데 도움을 줄 수 있다는 것을 시사합니다.

다이어트 및 체중 관리 - 식초는 식욕 억제와 체중 감량에 도움을 줄 수 있습니다. 아세트산은 식사 후의 포만감을 증가시키고, 식욕을 억제하여 과식을 방지합니다

과학적 이론 - 2009년 연구에 따르면, 식초를 식사 전에 섭취한 사람들은 식초를 섭취하지 않은 사람들에 비해 식사 후 식욕이 줄어든 것으로 나타났습니

다. 이는 아세트산이 식욕을 억제하고 체중 감량에 도움을 줄 수 있다는 것을 시사합니다.

고혈압, 고지혈증 개선 – 식초의 신맛은 나트륨의 짠맛을 대신할 수 있기 때문에 염분 섭취를 줄이고 이뇨 작용을 활발하게 하면서 혈중 수분을 감소시켜 혈압을 떨어뜨릴 수 있습니다.

* 이상 고딕체 부분은 ChatGPT에서 인용

또한 식초 섭취가 지질 대사에 미치는 영향을 조사한 연구논문을 보면, 콜레스테롤이 풍부한 식이를 섭취하는 쥐들에게 식초를 포함한 식이를 제공할 때, 혈중 콜레스테롤 및 중성지방 농도가 감소하는 결과가 도출되는 것을 확인할 수 있다. 이 결과는 식초가 혈중 지질 수준을 조절하는 데 도움이 될 수 있다는 가능성을 시사한다.

시중에 여러 가지 식초들이 나와 있는데, 어떤 식초가 좋은지 묻는 분들이 많아서 기준을 말하면, 우선 천연 발효식초여야 하고 초산(아세트산), 구연산, 젖산과 같은 유기산이 풍부한 식초가 좋다. 이런 기준으로 좋은 식초를 하나 찾았는데 야생 블루베리식초다. 야생 상태에 있는 블루베리 열매로 천연 발효해서 10년 동안 숙성한 식초인데, 초산과 구연산이 풍부하게 들어있다. 식초, 효소, 물을 각각 10cc, 10cc, 80cc 믹스해서 하루 3회 마시면 된다.

② 리딤아미노

리딤아미노는 서리태, 모링가, 들깨 이 세 가지 식소재를 발효한 식품으로 인체 필수·비필수 아미노산 20종과 비타민A~K, 오메가 3·6·9를 포함하고 있다. 발효를 통해 식물성 단백질을 아미노산화하여 장에서 바로 흡수되게 만들었고 단백질 분해물인 요산, 요소,

> 현미채식만으로 부족한 아미노산과 대사 기능에 좋은 영양소들을 서리태, 모링가, 들깨에서 보충한다.

암모니아 등이 생기지 않는다. 따라서 현미채식에 부족한 영양소인 아미노산과 대사 기능에 좋은 영양소가 풍부하게 들어있다. 또한, 서리태와 모링가에 결합되어 아미노산 함량이 높은데 아미노산은 적혈구, 백혈구 등의 혈액과 근육, 장기(위, 간, 신장) 세포의 주원료가 되고, 호르몬과 효소의 원료로 사용된다.

모링가는 아열대 지방에서 재배되는 콩과 식물이다. 단백질과 비타민, 미네랄이 풍부하고, 의약적으로 혈당 저하와 항염, 항암 등 다양한 약리 작용을 하며, 모링가의 꽃, 뿌리, 씨, 잎, 열매에는 다른 식물들에 비해 비타민, 플라보노이드 등과 같은 피토케미컬(phytochemical)이 풍부하다. 또한 모링가는 고지혈증 예방, 항염증 작용, 시력 개선, 에너지 증가, 혈압 정상화, 피부 건강 회복, 소화 기능 개선, 면역 시스템 강화, 아토피 개선, 주름 및 노화 방지, 상처 치료 개선, 종양 예방, 혈당 정상화 및 궤양 방지에 탁월한 효과를 보이며 46가지 이상의 항산화제와 36가지 이상의 항염증 혼합물을 가지고 있어 최고의 천연 항산화 식품으로 꼽히고 있다.

들깨는 오메가3, 6, 9이 모두 풍부하며, 특히 오메가3가 풍부한 식품이다. 우리 몸은 필요한 다양한 지방산을 합성할 수 있지만 오메가3와 오메가6 두 종류의 지방산은 합성하지 못한다. 따라서 오메가3와 오메가6 지방산은 식품으로 반드시 섭취해야 하는 필수 지방산이다. 이와 달리 오메가9은 필수적으로 먹을 필요는 없지만, 섭취 시 콜레스테롤 수치를 낮추는 효과가 있다.

오메가3와 오메가6 지방산은 체내 필요에 따라 다양한 형태로 전환되어 면역 작용이나 다양한 화학적 메신저로 작용한다. 이러한 다양한 물질들은 혈압 조절, 혈액 응고, 염증 반응, 면역 및 알레르기 반응, 위액 분비, 수면주기 조절, 호르몬 합성 등 다양한 체내 조절 반응에 관여한다.

③ 발효 강황 +음이온 식품, 씨엔알

강황은 전 세계적으로 사용되는 향신료인데 주성분인 커큐민의 항암 작용이 알려지면서 암환자들이 많이 챙겨 먹는 식품이다.

커큐민은 대단한 효능을 가지고 있다. 첫 번째는 항산화 기능과 항염 기능이 뛰어난데, 염증성 사이토카인 NF-카파B, TNF-알파를 차단하여 퇴행성 골관절염에 도움이 되고, 두 번째는 혈당과 인슐린 저항성을 감소시켜 2형 당뇨병에 좋다. 세 번째는 HDL 증가, LDL 감소, 중성지방, 총 콜레스테롤 감소로 고지혈증, 이상지질혈증에 도움이 된다. 그 외에도 지방간과 만성 간질환, 만성 신장질환 등에 도움이 된다.

그런데 커큐민은 인체에 1%만 흡수되어 흡수율이 매우 낮다. 설상가상으로 빠르게 분해되어 몸에서 매우 빠르게 배설되기 때문에 일반적인 강황을 먹어서는 항염, 항암 작용을 기대하기 어렵다. 따라서 흡수율을 높이는 방법을 사용해야 한다. 먼저 커큐민은 지용성이므로 건강한 기름과 같이 먹는 게 좋다. 건강한 지방인 오메가3, 다중 불포화 지방, 단일 불포화 지방이 포함된 식사를 하면 흡수율을 약 5배 정도까지 증가시킬 수 있다. 또 커큐민과 후추를 함께 사용하면 흡수율을 20배까지 증가시킬 수 있다. 그리고 강황을 발효하면 커큐민이 저분자화, 나노화되어 흡수가 더 잘된다.

다음은 음이온물질이다. 인체는 공기 오염, 당독소, 높은 혈당, 만성 염증에 의해서 혈액이 오염이 되고 피가 끈적거리게 되는데, 그러면

내가 챙겨 먹어야 할 영양소나 식품

> **음이온의 킬레이트 효과**
>
> 엉킨 적혈구를 정상 적혈구로 바꿔준다. 이는 유독 물질이 해독된 결과이며, 이 결과로 혈액 순환이 좋아진다.

모세혈관의 순환이 어려워져서 혈압이 올라가고 세포 내의 산소와 영양물질 공급이 원활하지 못해 노화가 촉진된다. 이를 해결하는 데 음이온이 많은 도움이 된다.

음이온은 원자가 이온화하면서 전자를 얻은 상태로, 사전적 개념으로의 음이온은 (-) 전하를 띠는 원자 또는 원자단을 뜻한다. 'Negative-ion'이라고도 한다. 음이온은 공기 정화, 혈액 중화, 항산화 작용, 각종 호르몬 분비 촉진, 자율 신경계 이완, 신진대사 촉진, 항균소염 작용, 부교감 신경 활성화, 집중력 강화 등의 여러 긍정적 효과가 있는 것으로 알려져 있다. 특히 킬레이트 효과가 있다.

킬레이션 요법(chelation therapy)은 미국에서 처음으로 개발된 방법으로 혈액 내의 중금속을 해독하기 위해서 만들어진 주사 요법이다. 아미노산, 미네랄, 비타민 등이 믹스된 주사 용액이 혈관으로 들어가 혈액 내의 중금속과 결합해서 이를 제거한다. 음이온의 킬레이트 효과는 주사로 사용하는 킬레이션 요법보다 효과적이다. 이는 모발검사로 알 수 있는 유해원소(중금속) 검사결과로 확인할 수 있다.

음이온의 킬레이트 효과는 엉킨 적혈구를 정상 적혈구로 바꾼다. 이는 유독 물질이 해독이 된 결과이며, 이 결과로 혈액 순환이 좋아진다. 혈액 순환이 좋아지면 높은 혈압이 정상화되고 세포 기능과 대사 기능이 좋아져서 혈당과 콜레스테롤도 개선된다.

요즘 어싱(Earthing)이 유행을 하고 있는데 이 또한 음이온의 효과로 볼 수 있다. 흙 위에서 맨발로 걸으면 적절한 전도도를 가진 발바닥을 통해 전자나 음이온이 모세혈관 벽에 대전되어 엉킨 적혈구를 정상 적혈구로 만든다.

셋째 날

혈당·혈압을 낮추는 운동 습관

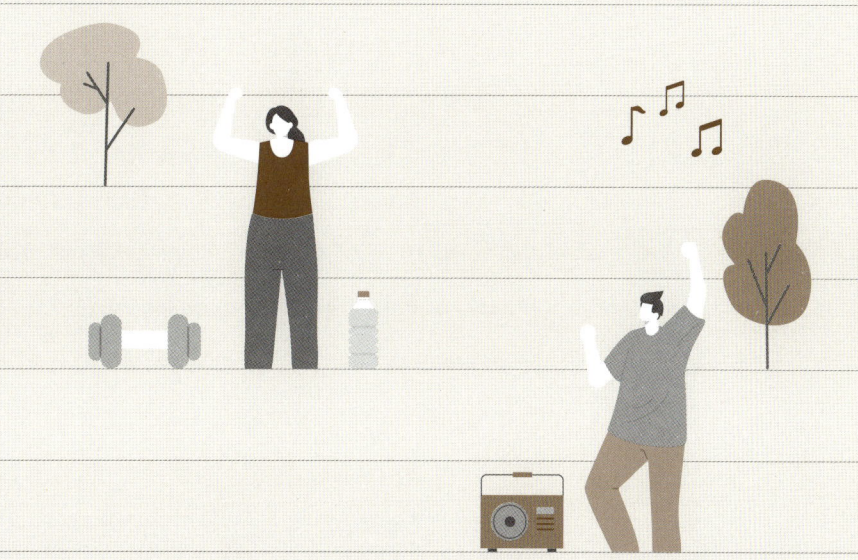

혈당과 혈압은 갑자기 치솟으면 생명을 위협하는 응급 상황이 벌어진다.
혈당·혈압을 빠른 시간 내에 내려주는 10분 운동법과
인슐린 저항성을 낮추는 근력 운동,
혈액 순환을 높이는 즉효 운동법을 배워보자.

혈당·혈압 내리는 10분 운동법

최근 당뇨병과 고혈압뿐 아니라 대사질환을 앓는 모든 환우에게 적극 추천하는 운동이 있다. 바로 '혈당·혈압을 내리는 10분 운동'이다. 혈압이나 혈당이 높을 때 즉각적으로 내리는 효과가 얼마나 탁월한지, 그야말로 전 세계 수많은 대사질환자를 위해 이 운동을 알리고 싶을 정도다.

대사질환자는 혈당·혈압 조절을 위해 매일 규칙적으로 운동해야 하는데 날씨가 춥거나 비가 오거나 미세 먼지가 많은 날에는 운동을 쉬게 된다. 부득이한 사정으로 운동을 거르거나 운동량이 적은 경우도 있다. 운동하기에 여의치 않은 나날이 이어질 때, 병증이 갑작스레 악화되는 일이 종종 있다. 그런 불상사를 미연에 방지하려면 평소 운동 습관에 실내 운동도 들어 있어야 한다.

'혈당·혈압을 내리는 10분 운동'은 실내에서 할 수 있고 방법이 아주 간단하다. 신나는 음악을 틀어놓고 음악에 맞추어 오른발 두 번, 왼발 두 번 발뒤꿈치를 들었다 내렸다만 하면 된다. 어깨와 팔은 음악에 맞추어 자연스럽게 리듬을 타며 움직인다. 신나게 스텝을 밟는 일명 '해피댄스'다. 10분이지만 운동량은 만만치 않다. 무려 4천 보를 걷는 효과가 있다. 4천 보를 걸으려면 30분 정도 시간이 걸리니 걷기의 3배 효과가 있는 셈이다. 땀도 꽤 흘러 독소 배출에도 효과적이다.

이 운동의 가장 두드러지는 효과는 혈압과 혈당이 효과적으로 내려간다는 것이다. 고혈압이나 당뇨병 환자는 약 대신 하루에 한두 번씩 이 운동을 해보자. 장딴지 근육으로 혈관을 펌핑하여 다리의 모세혈관까지 혈액 순환을 촉진하기에 5분만 스텝을 밟아도 심장 박동

수가 오르는 등 심혈관 운동 효과도 크다. 물론, 혈당·혈압 문제가 아니라도 누구라도 하면 좋은 운동이다.

그동안 혈당이 120 이상인 당뇨병 환자 89명(1차 19명, 2차 70명), 고혈압 환자 22명을 대상으로 운동 전후의 혈당과 혈압을 체크해 보았다. 혈당은 평균 41.9(1차 44.4, 2차 39.4), 혈압은 평균 수축기/이완기가 16/6 정도 내려갔다. 혈당이 50 이상 낮아진 경우가 16명이나 되었고, 가장 많이 내려간 사람은 운동 전 290이던 혈당이 운동 후 145로, 무려 145나 내려갔다. 혈압은 수축기 기준으로 10 이상 떨어진 경우가 17명에 육박했다.

다시 말하면, 혈당은 높을수록 더 많이 내려갔고, 혈압은 높고 낮고를 떠나 대부분이 눈에 띄게 떨어졌다. 10분 운동법을 하면 혈당 수치는 바로 내려가는데, 혈압은 바로 내려오지 않고 한 시간 정도 쉬었다가 내려가는 것을 확인할 수 있다.

<표 - 혈당 내리는 10분 운동 전후> (BST:혈당)

이름	BST		
	운동 전	운동 후	차이
임**	367	272	-95
권**	240	154	-86
이**	290	145	-145

<표 - 혈압 내리는 10분 운동 전후 혈압>

이름	성별/나이	혈압					
		운동 전		운동 후		차이	
		수축기	이완기	수축기	이완기	수축기	이완기
김**	남/64	180	92	159	83	-21	-9
이**	여/55	168	94	147	87	-19	-7
정**	남/42	136	77	108	72	-28	-5

혈당·혈압 내리는 10분 운동법 1

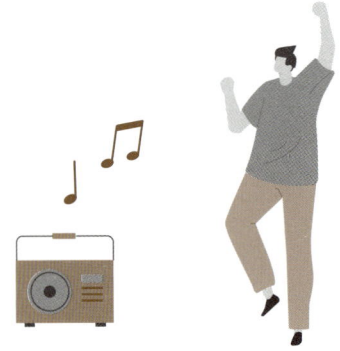

1. 신나는 노래를 대략 세 곡 준비한다. 세 곡이면 대략 10분이 된다.
2. 뒤꿈치를 들고 선다. 음악이 나오면 왼발을 살짝 들고 오른발로 2회 폴짝 폴짝 뛴다. 어깨와 팔은 자연스럽게 리듬을 타며 움직인다.
3. 이어서 오른발을 살짝 들고 왼발로 2회 가볍게 뛴다.
4. 오른발 2회, 왼발 2회를 10분 동안 번갈아가면서 스텝을 밟는다.

유튜브에 이 운동법 동영상을 올리고 6개월 정도 되었을 때 조회 수가 15만 회를 넘었다. 댓글도 수없이 달리고 반응이 좋았는데 몇몇 분들이 아쉬움을 토로했다. 그분들의 의견을 반영해 업그레이드한 '혈당 내리는 10분 운동법 2'를 올렸다. 디스크가 있거나, 허리나 무릎 관절이 안 좋거나 체력이 약하고 체중이 많이 나간다면 방법 2로 운동하면 좋다.

혈당·혈압 내리는 10분 운동법 2

혈당 내리는
10분 운동법 2탄

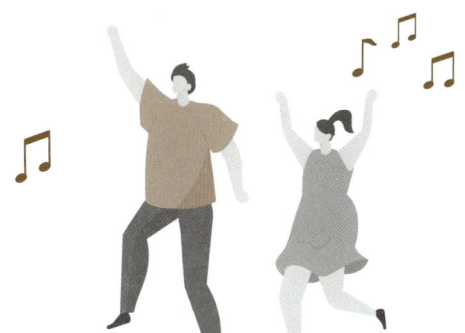

1. 신나는 노래를 튼다.

2. 왼발을 살짝 들고 오른발 뒤꿈치를 2회 들었다 내리며 가볍게 뛴다.

3. 이어서 오른발을 들고 왼발 뒤꿈치를 2회 들었다 내리며 가볍게 뛴다. 뒤꿈치를 들었다 놓았다 하는 동작이 중요하다.

4. 10분 동안 오른발, 왼발을 번갈아가며 가볍게 뛴다.

동작이 익숙해지면 음악에 맞춰 다양한 스텝을 밟으면서 뛰면 더욱 신이 난다. 허리, 어깨와 팔을 흔들면서 폴짝폴짝 뛰어보자.

혈당·혈압 내리는 운동법은 누구나 쉽게 따라 할 수 있다. 몸치도 박치도 가능하다. 이 운동을 한두 달 꾸준히 하면 약을 끊을 정도로 혈압과 혈당을 내릴 수 있다. 하루 10분! 신나게 춤도 추고 혈당·혈압도 내리는 일석이조의 효과를 누려보자.

산행·산책 및 파워 워킹으로 하루 만 보 걷기

> **산행·산책 및 파워 워킹이 대사질환자에게 좋은 3가지 이유**
> 첫째,
> 혈액 순환을 촉진해 혈관을 청소하고 혈압을 낮춘다
> 둘째,
> 혈당을 떨어뜨려 염증을 억제한다
> 셋째,
> 땀으로 독소를 배출해 세포의 산성화를 막는다

대사질환자에게 유산소 운동은 매일 먹어야 하는 약과 같다. 의사들도 대표적인 유산소 운동인 산행·산책, 파워 워킹을 하루 1~2시간씩 하는 것이 약을 먹는 것보다 더 효과적이며 심지어 부작용도 없다고 입을 모은다. 나는 산행·산책이 혈압약, 당뇨약보다 더 나은 약이라고 말한다.

산행·산책, 파워 워킹이 대사질환자에게 좋은 이유를 3가지만 들라면 첫째, 혈액 순환을 촉진해 혈관을 청소하며 혈압을 낮추고, 둘째, 혈당을 떨어뜨려 염증을 억제하고, 셋째, 땀으로 독소를 배출해 세포의 산성화를 막는다.

산소와 음이온이 풍부한 산에서 산행·산책을 하는 것은 우리 몸에 많은 혜택을 가져온다. 산길은 평지보다 더 장딴지 근육을 수축·이완시켜서 심장의 부담을 크게 덜어준다. 게다가 공기 맑은 산에서 꾸준히 걸으면 폐활량이 커져 산소를 몸 깊숙한 곳까지 보낼 수 있어 활성산소를 억제한다. 또한 숲에 풍부한 음이온은 인체에 좋은 에너지를 공급한다.

올바로 걸으려면 먼저 자신에게 알맞은 보폭으로 리듬감 있게 걷는데, 내딛는 발바닥에 체중을 확실히 옮겨야 한다. 이때 허리를 먼저 내밀어서 다리가 따라가도록 해야 힘이 덜 든다. 호흡은 발걸음에 맞추되 코뿐만 아니라 입으로도 적절히 호흡해야 필요한 산소를 충분히 마실 수 있다. 단전호흡을 하면서 걷는다면 금상첨화다.

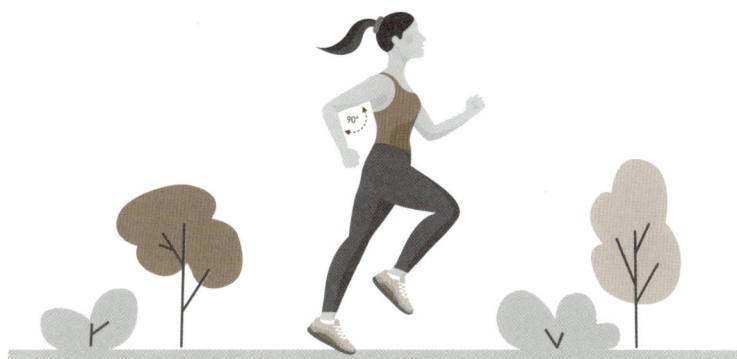

　산행·산책 못지않게 좋은 걷기가 파워 워킹이다. 파워 워킹은 한마디로 큰 보폭으로 성큼성큼 빠르게 걷는 걸음이다. 팔은 90도 각도로 구부린 채 위아래로 힘차게 흔들고, 힘들다고 허리를 구부리지 않아야 한다. 유산소 운동이 되어야 하므로 숨을 깊게 들이쉬고 내쉬기를 반복한다.

　처음에는 무리하지 말고 5~10분 정도 파워 워킹을 하다가 힘들면 잠시 속도를 낮춰 걷다가 또다시 빠르게 파워 워킹을 반복하는 것이 운동 효과가 좋다. 파워 워킹은 시속 6~8km의 속도로 걷기에 열량 소모량이 크고 심폐 지구력이 향상되며, 땀 배출 효과도 뛰어나다. 이는 일명 심혈관 운동이다. 심박동 수를 올렸다 내렸다 하면서 심장과 폐를 단련하는 운동으로 심혈관 질환 예방과 치료에 도움이 되는 운동에 속한다.

　산행·산책이나 파워 워킹 전후에는 꼭 스트레칭을 해야 한다. 손발 털기, 허리 돌리기, 상체 숙이기, 발목 돌리기 등을 10분 정도 해주면서 긴장했던 근육을 풀어준다.

파워 워킹 전 몸풀기 스트레칭

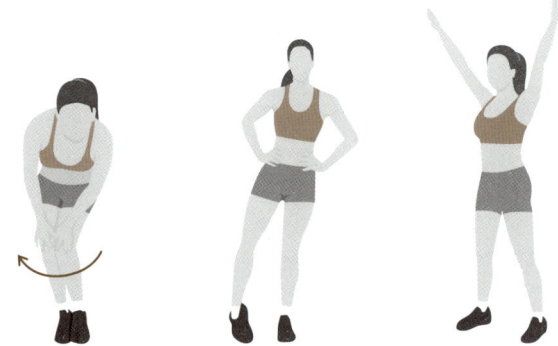

1. 손발 가볍게 털기(10회)

2. 팔을 자연스럽게 양옆으로 펼치고 허리를 숙였다가 일으키면서 크게 기지개 켜기

3. 허리 좌우로 돌리기(10회씩)

4. 무릎 잡고 앉았다 일어나기(3회)

5. 무릎 좌우로 돌리기(10회)

6. 양 발목 돌리기(10회씩)

7. 두 손 높이 들어 털기(10회)

인슐린 저항성을 낮추는 근력 운동

대사질환자에게는 유산소 운동뿐 아니라 근육을 늘리는 무산소 운동도 중요하다. 근육은 최고의 포도당 저장소로 혈액 속의 당 흡수를 도와 인슐린 저항성을 낮추고 성장 호르몬 분비를 촉진해 지방이 잘 분해되도록 만들어 복부 비만을 막기 때문이다. 또 코르티솔 호르몬의 분비도 원활하게 해주어 스트레스에 대처하는 능력을 높인다. 많은 당뇨병 환자가 급격하게 수치가 나빠지는 요인으로 스트레스를 꼽는 만큼 운동으로 근육을 만들어 스트레스 호르몬을 관리하는 것 역시 중요하다.

존 레이티가 쓴 『운동화 신은 뇌』에서는 활기 넘치며 건강하게 살려면 일주일에 4일은 중간 강도로 조금 오래, 2일은 근육을 자극하기 위해 높은 강도로 조금 짧게 운동을 하면 좋다고 적극 추천한다. 세계보건기구에서도 일주일에 2회 이상 30분 가량의 근력 운동을 하라고 권장한다.

그런데 하루 1시간 이상 걷기 등 유산소 운동을 꾸준히 실천하는 사람들 중에서 근력 운동은 소홀히 하는 경우가 많다. 40대 이후부터 근육은 1년에 1%씩 줄어들기 때문에 특히 대사질환자는 근육량에 신경 써야 한다. 물론 처음부터 무리해서는 안 되고 서서히 시간을 늘려가야 한다.

근력 운동은 종류가 많지만 우리 몸에서 가장 큰 근육인 허벅지 근육을 집중적으로 단련해 주는 게 좋다. 우리 몸의 전체 근육량의 60%가 하반신에 집중되어 있고, 그중 40%가 허벅지에 몰려 있기 때문에 허벅지 운동은 효율이 좋고 효과도 더 잘 나타난다. 그래서 많은 전문가가 대사질환자에게 가장 좋은 운동으로 허벅지 근육을 효과적으로 단련하는 계단 오르기, 등산, 스쿼트, 런지, 로잉 등을 추천한다.

생활 속에서 근력 운동을 습관화하려면 유산소 운동 중간에 해주는 게 좋다. 『마흔의 습관혁명』에서는 '기마세'*를 추천한다. 기마세는 스쿼트와 비슷한 생활 기 수련 운동의 일환으로 간단해 보이지만 5분만 해도 땀이 뻘뻘 날 정도로 운동 효과가 뛰어나다.

* 기마세 : 합기도를 비롯하여 모든 무술에서 기본이 되는 자세. 다리를 벌리고 똑바로 선 후 양 무릎을 구부러서 다리에 자연스럽게 힘이 들어가게 한다.

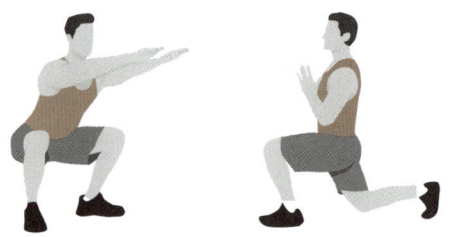

memo
나의 1주일 유산소 운동과 근력 운동 계획짜기

_____

_____

_____

_____

혈액 순환에 좋은 즉효 운동법

예부터 우리나라 사람들은 어깨든 종아리든 뭉친 곳이 있으면 두드려서 풀었다. 두드리면 확실히 시원한 느낌이 든다. 고여 있던 혈액과 림프액, 기가 순환하기 때문이다. 혈액 순환을 돕는 효과적인 두드리기 방법이 있다. 발목펌프 운동과 대나무봉 두드리기다.

발목펌프 운동

발목펌프 운동은 다리를 들었다 내려놓으면서 발목과 종아리가 만나는 옴팍한 지점을 나무 받침대에 톡톡 부딪히는 운동으로 발끝까지 혈액을 순환하는 데 무척 효과적이다.

혈액 순환의 원동력은 심장과 함께 모세혈관과 글로뮈 혈관에 있는데 발목펌프 운동은 모세혈관과 글로뮈 혈관을 활성화하는 데 좋은 운동법이다. '글로뮈 혈관'은 비상시에 모세혈관의 혈액이 순환하도록 밸브처럼 열렸다 닫혔다 하는 혈관이다.

발은 심장에서 가장 멀리 있는 기관이라 혈액 순환에 문제가 생기면 발이 차거나 저리고 쥐가 나는 등의 증상이 생긴다. 이런 증상을 자주 겪는다면 발목펌프 운동을 적극 권한다.

발목펌프 운동은 혈액 순환뿐 아니라 림프의 순환도 원활하게 하여 노폐물과 독소를 배출함으로써 고혈압, 심혈관 질환, 각종 내장의 기능 개선에 도움이 된다.

걷기 운동이 부족하거나 걷기가 어려운 상황이라면 이 운동법이 더욱 필요하다. 자동으로 두드려주는 '자동 발목펌프 운동기'를 이용해도 된다. 매일 짬짬이 발목펌프 운동으로 혈액 순환을 개선해 보자.

자, 이제 발목펌프 운동법을 따라 해보자. 처음부터 다리를 너무 높이 들었다가 내리지 말고 복식호흡을 하며 약강도 → 중강도 → 고강도로 점진적으로 강도를 높인다. 총 200회를 한 세트로 해서 3세트 반복한다. 한 세트가 끝나면 2~3분간 휴식한다.

발목펌프 운동 순서

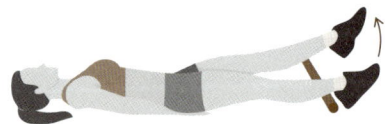

1. 운동 전에 손바닥을 오목하게 하여 어깨, 팔, 배, 다리 등 전신을 두드리며 잠든 세포를 깨운다.
2. 똑바로 누워서 발목 아래에 나무 받침대를 놓는다.
3. 무릎의 힘을 뺀 뒤 왼쪽 다리를 살짝 올렸다가 숨을 내쉬면서 발목을 나무 받침대에 부딪히는 동작을 30회 한다(약강도).
4. 같은 방식으로 오른쪽 다리도 살짝 올렸다가 떨어뜨리기를 30회 한다(약강도).
5. 이번에는 다리를 조금 더 세게 올렸다가 떨어뜨리기를 왼쪽과 오른쪽 각각 30회 한다(중강도).
6. 같은 방식으로, 이번에는 훨씬 더 세게 다리를 들어 올렸다가 떨어뜨리기를 각각 40회 실시한다(고강도).
7. 왼쪽, 오른쪽 발목을 번갈아가면서 중강도로 각각 50회 펌핑한다. 한 번 더 반복한다.

대나무봉 두드리기

　대나무봉 두드리기는 ㄱ자로 꺾인 대나무 봉으로 온몸을 두드려 혈액의 순환을 촉진하는 방법으로 발목펌프 운동과 효과가 비슷하다. 구체적으로는 근골이 강화되고 맥박이 안정되며 불면증과 두통이 사라진다. 허리와 어깨 통증이 완화되며, 여성의 경우 요실금 예방에도 효과적이다.

　두드리는 세기는 점진적으로 높여야 한다. 대나무봉으로 몸을 두드리면 '통통통' 소리가 나는데, 규칙적인 소리의 울림이 마음을 진정시키는 효과도 준다. 대나무봉이 없으면 손바닥으로 온몸을 두드리는 것도 좋다.

대나무봉 두드리기 순서

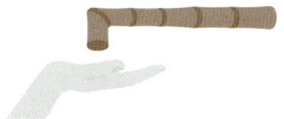

1. 대나무봉을 들고 왼쪽 손바닥 장심(한가운데)을 50회 두드린다. 오른손 손바닥 장심도 50회 두드린다.

2. 왼발바닥 용천, 오른발바닥 용천*을 각 50회씩 두드린다.

3. 배꼽을 중심으로 위쪽, 왼쪽, 아래쪽, 오른쪽 배를 각 50회씩 두드린다.

4. 왼쪽, 오른쪽 종아리를 각 50회씩 두드린다.

5. 왼쪽, 오른쪽 어깨를 각 50회씩 두드린다.

* 용천: 발가락을 제외한 발바닥을 길이로 삼등분했을 때 앞부분 경계의 가운데 부위. 만지면 움푹 들어간 곳.

넷째 날

독소를 배출하는 해독 습관

대사 장애를 겪으면 몸에 독소가 쌓여

손발이 자주 붓고 몸이 무거우며 기운이 안 난다.

체온을 올려 적당히 땀을 내어

독소를 배출하는 습관을 몸에 들여야 한다.

땀으로 정화되는 몸, 반신욕

우리 몸은 거대한 순환 장치다. 어딘가 막히거나 순환이 잘 안되면 반드시 탈이 난다는 의미다. 순환이 원활하려면 들어오고 나가는 모든 과정에 무리가 없어야 하는데, 그러려면 순환 통로가 방해물이 없이 뻥 뚫려야 하고 적당한 압력과 온도도 필요하다.

대사 장애가 생기면 보통 체온이 낮아진다. 정상 체온인 36.5℃를 밑돌며 손발과 배가 차다. 땀도 잘 나지 않는다. 혈액이 탁해서 흐르는 속도가 느린데다가 좁아진 혈관 탓에 온몸 구석구석까지 혈액이 가 닿지 못해서다.

체온의 효과는 그동안 발표된 수많은 연구 결과나 책에서 수없이 언급되었다. 체온이 1도만 올라가도 기초 대사가 12~13% 상승하여 백혈구(림프구) 수가 늘고, 면역력과 세포 재생 능력이 좋아진다. 혈관이 이완되어 혈압이 내려가고, 배설 능력도 좋아지며, 기름때를 녹여 혈관 건강도 좋아진다.

평소 체온이 낮다면 몸을 따뜻하게 하는 습관을 생활화하여야 한다. 너무 찬 음식은 피하고, 커피나 차를 마시더라도 뜨겁게, 선풍기나 에어컨 바람은 너무 오래 쐬지 않는다. 무엇보다 가볍게 몸을 움직여 자꾸 땀을 내야 한다. 땀으로 배출되는 독소가 혈액이나 소변으로 빠지는 것보다 8배나 많다.

체온을 올려 인체에 여러 유익을 얻는 가장 쉽고 효과적인 방법이 반신욕이다. 별 무리 없이 안전하게 몸 안의 냉기를 몰아내고 독소를 배출한다.

반신욕은 38~39℃의 물에 허리 부근까지만 몸을 담고 20분 정

> 몸에 땀을 낸 뒤에는 반드시 물을 한 컵씩 마신다. 이 때 찬물보다는 따뜻한 물을 마시는 것이 훨씬 효과적이다.

도 앉아 있는 건강 목욕법이다. 이마에 살짝 땀이 나야 좋다. 배꼽 아래 하체에서 데워진 혈액이 전신을 덥히면 혈관이 확장되고 혈액 순환이 빨라지며 한선*이 열려 땀으로 노폐물과 독소가 배출된다. 아침저녁으로 하루 2회가 적당하다.

반신욕이 번거로우면 족욕으로 대신해도 좋다. 족욕은 42℃ 정도의 물에 발과 무릎 아래 다리까지 담그는 게 효과적이다. 물이 식으면 뜨거운 물을 보충하여 온도를 떨어뜨리지 않도록 주의한다. 날이 추울 때는 물이 식으면서 오히려 체온을 낮추는 경우도 있다. 족욕도 반신욕과 마찬가지로 20분 가량 하면 이마에서 땀이 난다.

찬물과 더운물에 번갈아가며 들어가는 냉온욕도 있다. 모세혈관 밸브를 열었다 닫았다 하는 기능으로 혈류의 속도를 빠르게 하여 체온을 올려준다. 찬물 1분, 더운물 1분씩 7~8회 반복하는데, 유의할 점은 마지막을 찬물로 마쳐야 한다는 것이다. 냉온욕은 반신욕이나 족욕에 비해 훨씬 역동적이지만, 체력이 떨어져 있거나 몸이 너무 찬 체질은 적합하지 않다.

몸에 땀을 낸 뒤에는 반드시 물을 한 컵씩 마신다. 수분 보충 없이 땀만 빼면 신장에 무리가 갈 수 있다.

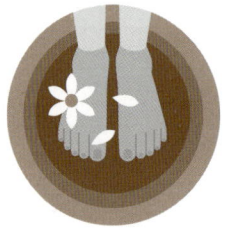

* 한선은 피부선 가운데서 땀을 분비하는 선을 말하며 대체로 온몸에 산재하는데, 특히 손바닥과 발바닥에 많다.

신선한 공기를 이용한 치유법, 풍욕

풍욕(風浴)은 대사질환자라면 매일 습관을 들여 해야 하는 독소 배출법이다. 피부로 호흡하는 일이 처음이라 낯설고 어색하겠지만, 풍욕의 효과를 알게 되면 금방 그 매력에 빠진다.

풍욕은 프랑스 의학자인 로브리 박사가 창안한 해독법으로 '대기요법(大氣療法, 신선한 공기를 이용한 치유법)'이라고도 한다. 이를 일본의 니시 가츠조 박사가 재구성해 지금 우리가 하는 풍욕법을 만들었다.

풍욕의 목적은 피부에 직접 신선한 공기를 쏘여서 노폐물과 독소를 배출하여 몸을 해독하는 데 있다. 풍욕을 하면 피부에 탄력이 생기고 세포에 산소 공급이 원활해져 면역력이 높아진다. 인체의 산성과 알칼리성 균형을 바로잡아 체질도 개선된다.

풍욕은 본래 숲에서 발가벗고 '바람 목욕+명상'을 하는 것이지만, 집에서는 속옷을 입고 마음을 편안하게 해주는 음악이나 책 낭독을 들으며 '혈액 순환 운동+경청'으로 진행한다. 이불을 덮고 있는 동안 마음을 정화해주는 음악이나 좋은 글을 듣고, 이불을 덮지 않고 있는 동안에는 굳어진 몸을 마찰하고 풀어주며 모세혈관까지 운동한다.

풍욕을 할 때는 속옷 차림으로 방안의 창문을 열어 놓는다. 날씨가 궂거나 추울 때는 창문을 조금만 열거나 환기만 하고 닫는다. 몸을 덮을 이불은 제철의 것보다 약간 더 두꺼운 게 좋다. 이불을 덮어 몸의 열기를 높인 다음, 이불을 벗고 노폐물과 독소가 피부 밖으로 배출되도록 한다. 이불을 덮고 있을 때는 마음을 가라앉히고 흘러나오는 글에 정신을 집중한다. 이불을 벗고 동작을 취할 때는 몸 상태에 무리가 가지 않는 선에서 한다.

풍욕은 목욕하고 1시간 후, 해뜨기 전과 해진 뒤에 하는 게 좋다. 몸의 온도와 바깥 기온의 차이가 순환을 더욱 활발히 일어나게 하기 때문이다.

풍욕을 하고 나면 창의적이며 맑고 밝은 생각이 일어난다. 스트레스를 다스려 부정적이고 어두운 마음을 밀어내서다. 몸속 장기에 쌓인 노폐물과 독소를 효과적으로 제거해 머리끝, 손끝, 발끝까지 순환이 원활해진다.

풍욕은 처음 30일간은 매일 꼬박꼬박 하고 2~3일 쉬었다가 다시 하는 식으로 3개월 정도 계속하는 것이 좋다.

풍욕 혈액 순환 운동 동작

1. **20초(각 동작 8회씩) - 앉아서 한다**
   두 손바닥을 가슴 앞으로 모아 서로 비비기 ➔ 양 손가락 끝으로 두피 훑기 ➔ 양 손가락 끝으로 두피 꾹꾹 누르기 ➔ 검지와 중지 사이에 귀를 끼고 위아래로 비비기 ➔ 귓바퀴 윗부분부터 살짝 잡아당기며 아래로 내려오기

2. **30초(각 동작 8회씩) - 앉아서 한다**
   목뒤를 양 손바닥으로 번갈아 쓸어주기 ➔ 이마를 양 손바닥으로 중앙에서 바깥쪽으로 쓸어주기 ➔ 눈 위를 가볍게 둥글리며 문지르기 ➔ 검지 끝으로 코 옆을 위아래로 문지르기 ➔ 오른손 검지 옆면으로 인중 문지르기

3. **40초 - 앉아서 한다**
   엄지로 관자놀이 누르기(24회) ➔ 양 손바닥 끝으로 양 턱관절 누르기(24회) ➔ 고개를 젖히고 양 손바닥으로 목을 길게 쓸어주기(24회) ➔ 왼쪽

어깨 두드리기(8회) ➜ 왼팔을 펴고 겨드랑이에서 손 쪽으로 팔 안쪽을 두드리며 내려가기(8회, 마지막 손뼉치기) ➜ 왼팔을 펴고 손 쪽에서 어깨 쪽으로 팔 바깥쪽을 두드리며 올라오기(8회, 마지막 어깨 두드리기) ➜ 오른쪽 어깨 두드리기(8회) ➜ 왼팔을 두드린 것처럼 오른팔 안쪽과 바깥쪽을 각각 두드리기를 반복하기

4. **50초(각 동작 24회씩) - 앉아서 한다**
   양손으로 가슴을 둥글게 문지르기 ➜ 양손으로 반대쪽 옆구리에서 배쪽으로 쓸기 ➜ 등허리를 위아래로 문지르기 ➜ 양손을 포개 시계 방향으로 배 문지르기

5. **60초 - 앉아서 다리를 뻗고 한다**
   골반 중앙(선골)을 양손으로 두드리기(24회) ➜ 양손을 주먹 쥐고 양다리 바깥쪽을 두드리며 발목까지 내려가기 ➜ 양다리 안쪽을 두드리며 가랑이까지 올라오기 ➜ 양손으로 가랑이 두드리기(8회) ➜ 양손으로 아랫배 두드리기(8회) ➜ 무릎을 세워서 양 무릎을 안쪽에서 바깥쪽으로 문지르기(8회) ➜ 무릎을 세운 상태에서 무릎 바깥쪽에서 발목까지 훑어 내리기 ➜ 양다리를 뻗고 앉아 발목을 안쪽에서 바깥쪽으로 돌리기(8회) ➜ 반대로 발목을 바깥쪽에서 안쪽으로 돌리기(8회)

6. **70초(각 동작 24회씩) - 앉아서 양발을 가운데로 모으고 한다**
   엄지손가락으로 발바닥 가장자리 누르기 ➜ 손바닥으로 양 발바닥을 번갈아 비비기 ➜ 주먹으로 발바닥 중앙인 용천혈 두드리기 ➜ 발바닥 전체 두드리기

7. **80초(붕어 운동) - 반듯하게 누워서 한다**
   목뒤로 손을 넣어 깍지 끼기 ➜ 물고기가 헤엄치듯이 배를 부드럽게 좌우로 흔들기

8. **90초(모관 운동) - 누워서 한다**
   손과 발을 위로 올리기 ➜ 손발 가볍게 털기

닥터조자연치유
풍욕 - 해독과 정화 편

9. **100초(합장·합척 운동, 일명 개구리 운동) - 누워서 한다**

    양 손바닥과 양 발바닥을 마주 대기 ➔ 마주 댄 손은 위로(머리 쪽) 쭉 올렸다가 내리고, 동시에 마주 댄 발은 내렸다 올리는 동작 반복하기

10. **110초(등배 운동 준비 동작) - 앉아서 한다**

    어깨만 위로 올렸다 내리기(10회) ➔ 목 앞으로 숙이기(10회) ➔ 목뒤로 젖히기(10회) ➔ 고개 돌려 왼쪽 보기(10회) ➔ 고개 돌려 오른쪽 보기(10회) ➔ 고개를 왼쪽으로 젖히기(10회) ➔ 고개를 오른쪽으로 젖히기(10회) ➔ 시계 반대 방향으로 목 돌리기(10회) ➔ 시계 방향으로 목 돌리기(10회) ➔ 양팔을 좌우로 벌리고 고개 돌려 좌우 손끝을 차례로 보기(4회씩) ➔ 양손을 가슴 양옆에 붙이고 주먹 쥐기 ➔ 주먹을 펴면서 양팔을 앞으로 나란히 ➔ 양손을 가슴으로 모으며 주먹 쥐기 ➔ 주먹을 펴면서 양팔 위로 올리기 ➔ 그 상태에서 엄지, 검지, 중지, 약지, 새끼손가락 순서로 접어 주먹 쥐기 ➔ 가슴을 살짝 내밀고 양팔을 옆으로 굽혀 내리며(山자 모양) 기합 "얍!"

11. **120초(등배 운동 본 동작) - 앉아서 한다**

    양 손바닥을 배 앞에서 맞대고 좌우로 흔들며 올리기(아랫배, 윗배, 가슴, 가슴에서 열댓 번씩 흔들기) ➔ 맞댄 양손을 좌우로 흔들며 내리기

최고의 해독제, 물 마시기

물, 몸 안에 흐르는 생명수

인체의 70%가 물로 이루어져 있기 때문에 어떤 물을 얼마나 마시느냐가 관건이다. 깨끗하고 미네랄이 풍부한 물을 매일 2L 이상 마시는 게 정답이다. 에너지원으로 섭취한 음식을 대사하는 과정에서 노폐물이 생겨난다. 대표적으로 단백질은 하루 40~50g 정도 섭취하는 게 좋은데, 과잉 섭취하면 질소로 분해되면서 암모니아나 요소로 바뀌어 인체에 여러 해를 끼친다. 정신이 점점 흐려지고, 짜증이 생기며, 아드레날린 같은 호르몬이 나와 혈압과 혈당을 올리고 면역력을 떨어뜨린다. 이때 혈액과 림프액이 노폐물을 빨리 배출시키는 역할을 담당하는데 이들의 주성분이 바로 물이다. 몸에 물이 부족하면 면역력이 떨어지는 구조다. 물은 대사를 돕고, 산소와 영양분을 운반하며, 불필요한 성분을 몸 밖으로 배출해 체온과 체액을 조절하는 등 다양한 생리 작용도 한다. 혈액의 노폐물과 독소를 콩팥에서 제때 배출하기 위해서도 물을 자주 마셔야 한다.

건강한 물 마시기의 생활화

물은 하루에 열 잔 정도 마시자. 소변량이 적고 노란색을 띤다면 몸에 물이 필요하다는 경고다. 묻지도 따지지도 않고 물을 마시는 것은 삼간다. 병원성 미생물, 세균, 곰팡이, 바이러스는 물론 중금속과 유기화학 물질 등 건강에 해로운 요소가 없는 깨끗한 물을 마셔야 한다. 그렇다고 아무 성분도 들어 있지 않은 물을 마시고자 정수기(특히 역삼투압 방식의 정수기)에 의존하면 몸에 꼭 필요한 미네랄까지 걸러낸 물을 마시게 되므로 그다지 이롭지 않다.

물은 약알칼리수여야 한다. 현대인의 몸은 잘못된 식생활, 환경 오염, 스트레스, 운동 부족으로 산성화되고 있다. 몸의 산성화를 막기 위해서는 현미, 채소류, 해조류 등 알칼리성 식품을 먹어야 하고, 물도 약알칼리성이어야 좋다. 즉 활성수소가 풍부해야 한다. 인체에 생기는 과도한 활성산소는 각종 질병과 노화의 원인이 되는데, 활성수소는 이를 줄여 준다. 아쉽게도 요즘 이런 조건을 충족하는 물은 자연에서 찾기 어렵다. '닥터조자연치유센터'가 있는 경주 산내면 산골이나 '케이미래의원'이 있는 곤지암의 지하수가 바로 이런 물이다.

또한 특별한 물이 있는데, 그 하나는 파동수로 몸에 필요한 파동(정보)을 입력한 물이다. 양자 과학은 몸이 필요로 하는 생체 정보를 물에 주입하는 일을 가능하게 해주었다. '닥터조자연치유센터'에서는 파동수 만드는 장치를 이용해 특정한 세라믹의 파동을 담은 물을 제공하고 '케이미래의원'은 수조 자체에 파동 처리를 하여 파동수를 공급한다. 인체에 좋은 파동(기운)을 함께 마시게 하는 셈이다.

또 하나의 특별한 물은 음이온수다. 음이온수는 음이온이 풍부한 물을 일컫는데, 킬레이션 작용*으로 중금속을 해독하고, 모세혈관을 통과하지 못하는 엉킨 적혈구를 정상 적혈구로 만든다. 1천 배 현미경으로 생혈을 보면 혈액 엉킴이 없어진 것을 발견할 수 있는데, 혈액 엉킴이 없어진 것은 혈액 내 지방과 지질단백, 비정상적인 혈액 응고 물질인 글로불린과 피브리노겐의 농도가 낮아졌다는 증거이며

이는 혈액 순환과 산소 공급이 좋아지게 되었다는 뜻이다. 나는 10년 전부터 암과 만성 질환 환우들에게 이 음이온수를 직접 마시게 하거나 식품으로 만들어 복용하게 했는데 대사질환에 탁월하다.

* 118페이지 참고

물을 마실 때는 시간을 정해서 마시자. 특정 행동과 묶어서 마시면 습관화할 수 있다. 가령, 아침에 일어나면 무조건 물을 한 잔 마시기, 운동하기 전후로 한 잔씩 마시기 등으로 규칙을 정하는 것이다. 스마트폰에 물 마시기 알람을 설정해 두어도 좋다. 여기에 더해서 음양오행을 따져 물을 마시려면 오후보다 오전에 물을 더 많이 마시는 게 좋다.

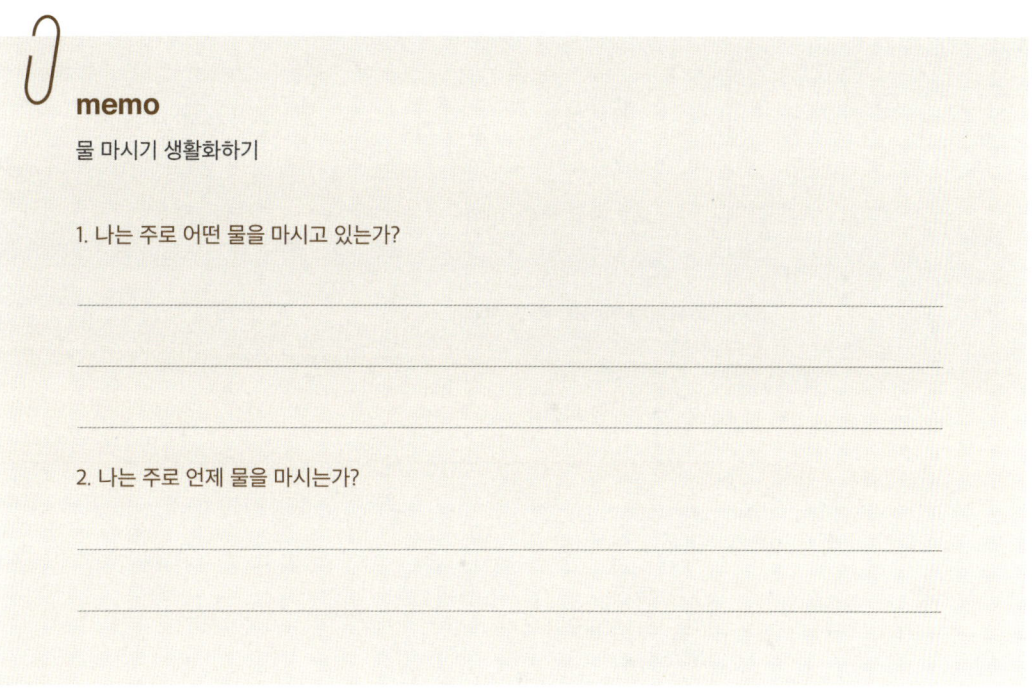

memo
물 마시기 생활화하기

1. 나는 주로 어떤 물을 마시고 있는가?

2. 나는 주로 언제 물을 마시는가?

물 마시는 시간표

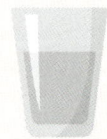

기상	200ml 1잔
아침 식전	보조 식품과 함께 1잔
오전 운동 전후	1잔씩 2잔
점심 식전	보조 식품과 함께 1잔
오후 운동 전후	1잔씩 2잔
풍욕이나 반신욕, 족욕 전후	1잔씩 2잔
저녁 식전	1잔씩 2잔

다섯째 날

맑은 정신을 위한 마음 습관

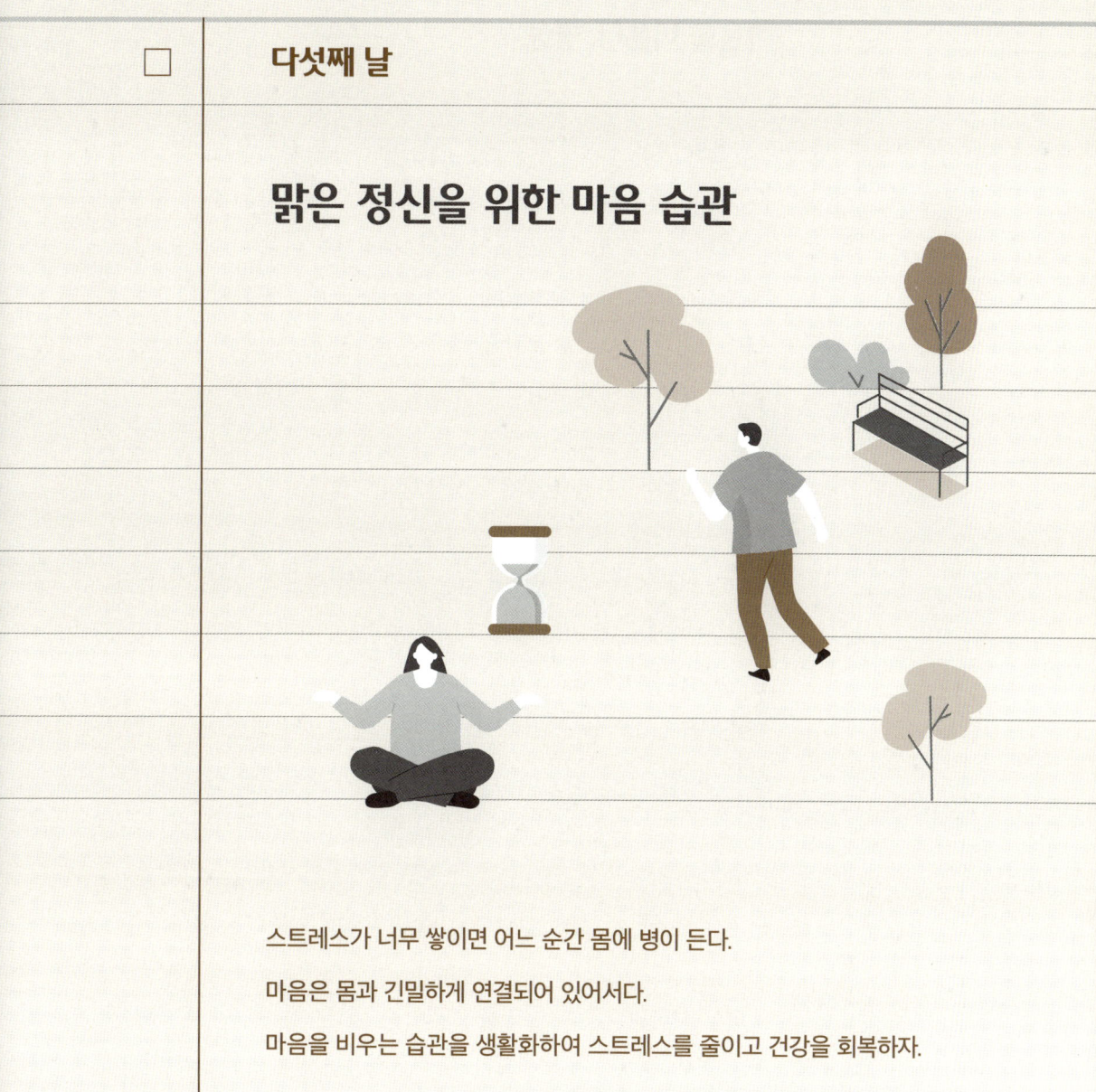

스트레스가 너무 쌓이면 어느 순간 몸에 병이 든다.
마음은 몸과 긴밀하게 연결되어 있어서다.
마음을 비우는 습관을 생활화하여 스트레스를 줄이고 건강을 회복하자.

마음을 비운다, 명상

인간의 몸은 섬세하고 유연해 마음이나 기분 상태에 민감하게 반응한다. 그래서 걱정과 근심, 불안, 두려움은 날아가는 총알 못지않게 빠른 속도로 인간을 병들게 한다. 부정적인 마음이 자신도 모르게 스트레스로 작용해 세포와 장기를 망가뜨리기 때문이다. 스트레스가 장기간 지속되면 교감 신경이 긴장해서 활성산소가 많아지고, 혈관이 수축해 세포 산화와 혈액 순환 장애를 야기한다.

반면, 마음을 다스려 스트레스를 없애고 편안한 마음이 되면 몸이 당장 호응한다. 자율 신경계가 정상화되고 혈액 순환과 림프 순환이 개선되며 소화, 배설, 면역 기능이 좋아진다.

이런 이유에서 대사 장애를 겪는 사람들은 마음의 균형을 잡는 습관을 들여야 한다. 자신의 생각을 들여다보며 감정과 욕망을 조절하는 힘을 키워야 한다.

마음을 다스리고 스트레스를 낮추는 데는 명상 만한 게 없다. 명상의 효과는 이미 많은 연구로 입증됐는데, 명상하는 사람의 뇌파를 측정하면, 보통 사람들이 편안할 때 나오는 알파파보다 더 낮은 파동의 감마파가 나온다고 한다. 스트레스가 커지면 높고 강렬한 베타파가 나온다. 명상은 마음을 편안하게 하면서 해탈의 상태로까지 이끌어주는 것이다.

명상을 하면 기억과 감정을 조절하는 변연계에 혈액이 증가해 세포 기능이 좋아진다. 뇌세포가 재생된다는 얘기다. 명상 전문가들의 뇌를 사진으로 찍어 보면 전전두엽이 크게 활성화되어 있는데, 뇌세포의 수가 증가한 결과다.

현대 의학에서도 명상은 여러 질병 치료에 활용된다. 명상을 하면 스트레스를 받을 때 나오는 코르티솔 호르몬이 줄어들면서 혈관이 확장되어 혈액 순환이 잘되고, 혈압 역시 정상화된다.

오랫동안 쌓여온 화와 트라우마 치유하기

습관혁명캠프에서 명상을 추천하는 첫 번째 이유는 오랫동안 마음에 쌓여 짓눌려진 '화'와 '트라우마'를 알아차리고 치유하기 위해서다. 오랜 시간 서서히 대사 장애를 키워온 마음 습관이 무엇인지 제대로 알고 바꾸려면 '화'를 반드시 알아차려서 비워내야 한다. 그러려면 100일 정도 명상을 꾸준히 해야 한다. 마음을 들여다보면서 자신의 가장 약한 부분까지 오롯이 이해해야 병든 원인도 찾고 병을 회복할 힘도 얻을 수 있다.

하지만 명상을 한다고 눈을 감으면 자꾸 잡생각만 떠오르기 일쑤다. 그럴 땐 마음속으로 '미안합니다, 용서하세요, 감사합니다, 사랑합니다(미용감사)'를 되뇌어 말해본다. 나, 배우자, 부모님, 자식, 형제, 친구 등 대상을 구체적으로 정해서 '미용감사'를 되뇌다 보면 서서히 '화'와 '트라우마'의 정체가 보인다.

'화'와 '트라우마'를 알아채고 나면 긍정의 감정이 회복된다. 슬픔, 분노, 불안, 공포가 사라지고 감사, 기쁨, 사랑이 가슴을 채운다. 긍정의 감정이 마음에 가득 차면 몸은 활력을 되찾는다.

마음의 스트레스 원인 알아차리기

명상을 하는 두 번째 이유는 자신이 언제 스트레스를 받는지 알아차리기 위해서다.

> 나는 언제 가장 화가 나는가?

사람은 누구나 욕망이 강하다. 어떤 욕망이 강하느냐가 다를 뿐이다. 대부분의 사람들은 남들에게 지기 싫어하고 인정받고자 하는 욕구가 강해서 일터나 가정에서 자기 기대만큼 일이 풀리지 않으면 스트레스를 받는다. 여기에 완벽주의 성향까지 더해지면 자신을 학대하면서까지 타인의 인정을 갈망한다. 스트레스가 극도로 치달을 수밖에 없다.

걱정하느라 속을 끓이며 초조해하는 성격도 스트레스에 취약하다. 이런 경우는 건강에 대한 불안과 현실을 외면하고픈 도피적 성격도 강하기 때문에 매사에 조바심을 내며 지나치게 신경을 곤두세운다.

의심이 많아도 스트레스를 부른다. 다른 사람의 말은 물론이고 자신의 선택도 믿지 못해 어떤 일을 하든 늘 주눅 들어 있다.

상처받지 않으려고 스스로 고립을 택하는 회피성 성격도 스트레스가 높다. 인간관계에서 얻을 수 있는 긍정적 상호작용을 받지 못하면 삶은 피폐해질 수밖에 없다.

잠시 생각할 겨를도 없이 즉각적으로 반응하는 다혈질과 감정의 기복이 심하거나 어떤 일이든 짜증부터 내고 보는 즉흥적인 성격도 스트레스로 몸이 상할 수 있다.

성격은 타고나는 것이라지만 건강 상태 역시 성격에 적잖은 영향을 끼친다. 만성 피로에 찌든 사람이 차분히 마음을 다스리기란 쉽지 않다.

기쁘든 슬프든, 즐겁든 분노하든 어느 한 감정에 치우쳐도 몸을 해친다. 성격에 건강이 발목 잡히지 않으려면 늘 마음을 들여다보며 그때그때 생기는 격한 감정을 알아차려서 균형을 잡는 수밖에 도리가 없다.

100일 명상으로 자신을 알고 이해하며 마침내 사랑하게 되었더라도, 명상을 게을리하면 과거의 성격이 슬그머니 비집고 나와 자신과 주변 사람들을 다시 힘들게 한다. 명상이 늘 필요한 이유다.

나와 타인 사랑하기

세 번째 이유는 나와 타인을 사랑하기 위해서다. 명상의 핵심은 자기 집중이다. 내 안으로 계속 들어가다 보면 나를 이해하고 용서하고 받아들이게 된다. 스스로 사랑하는 자아를 찾게 되는 것이다.

사회와 타인의 잣대로 자신을 몰아세우느라 놓쳤던 본래의 나를 되찾아 있는 그대로 받아들일 때, 사람은 비로소 자신을 사랑하게 된다. 이 과정을 겪고 나면 타인에게도 마음의 문을 열고 사랑을 나눌 수 있게 된다. 그러면 긍정의 감정이 일어나 마음이 편안하고 행복해진다.

> **명상을 하는 세 가지 이유**
>
> 첫째,
> '화'와 '트라우마'를 치유하기 위하여
>
> 둘째,
> 스트레스를 알아차리기 위하여
>
> 셋째,
> 나와 타인을 사랑하기 위하여

명상을 꾸준히 하다보면 결국 다다르게 되는 2가지 질문이 있다.
"나는 누구인가?"
"나는 나를 얼마나 사랑해 왔는가?"

내가 가장 사랑하는 사람은 부모님도, 배우자도, 친구도 아니다. 바로 나 자신이다. 그런데 나는 나를 얼마나 사랑해 왔는지, 제대로 돌봐 왔는지 돌아보자. 나 자신과 많은 갈등을 겪어온 것을 발견할 것이다. 왜 그랬을까? 나 자신을 잘 모르고 있는 그대로 이해하고 사랑하지 못한 탓이다. 나를 진정 사랑한다고 자신 있게 대답할 수 있다면 건강한 삶의 길로, 타인을 이해하고 사랑하는 길로 성큼 들어설 수 있다.

스트레스를
제거하는 6가지
맞춤형 명상법

스트레스를 제거하는 6가지 맞춤형 명상법

1. **호흡법**
   복식호흡, 단전호흡으로 복부와 아랫배까지 숨을 크게 들이마시고 내쉰다.

2. **이완 요법**
   머리부터 발까지 한 곳, 한 곳 집중하면서 힘을 뺀다.

3. **이미지 요법**
   나의 불편한 장기에 의식을 두고, 그곳 세포들이 하나, 둘 건강해지는 상상을 한다.

4. **걷기 명상**
   걸으면서 오른발, 왼발에 집중하면서 걷는다.

5. **좌선**
   바른 자세로 앉아서 호흡에 집중하면 호흡 명상이 되고, 내면에 집중하면 마음챙김 명상이 된다.

6. **마음챙김 명상**
   고요한 마음으로 내면이나 사물을 관찰하거나 비추어 보며(관조) 내 마음을 알아차린다.

호오포노포노 명상하기

마음챙김 명상을 하는 동안 집중하기 어렵다면 호오포노포노 명상을 한다. 잡념이 생길 때마다 '미안합니다, 용서하세요, 감사합니다, 사랑합니다'를 소리 내서 말하면서 정신을 모으는 것이다.

이 네 마디 말은 고대 하와이인들이 용서와 화해를 위해 시행하던 '호오포노포노(ho-o-pono-pono)'라는 치유법에서 나왔다. '잘못을 바로잡는다'는 의미로, 온전한 책임을 가지고 위의 네 마디 말을 함으로써 내면을 들여다보고 마음을 정화해 스스로를 치유하는 것을 말한다.

심리 분석가로 40여 년간 활동해온 이하레아카라 휴 렌 박사가 하와이 주립 정신병원의 중증 환자 병동에서 일하는 동안 호오포노포노 치유법으로 많은 환자를 치유하면서 유명해졌다.

몸에 질병이 드는 것은 몸과 마음이 깨끗하지 못한 탓이다. 이를 알아차려서 스스로 정화해 치유해야 한다. 자기 치유는 타인과 사회를 치유할 발판이 된다.

"미안합니다. 용서하세요. 감사합니다. 사랑합니다."

이 네 문장을 수시로 외워보자. 구체적인 대상을 떠올리면서 하면 더 효과적이다. 먼저 내 몸에, 내 장기에, 다음으로 배우자, 부모님, 자식, 형제, 친구에게 '미·용·감·사'의 말과 마음을 전하자.

마음에 숨을 불어넣는다, 호흡

마음을 다스리는 두 번째 습관은 호흡이다. 우리 몸은 에너지를 얻을 때 '산소'의 화학 반응에 전적으로 의존한다. 같은 농도라면 산소를 잘 들이마실수록 유리하다. 호흡이 산소 배달부 역할을 맡는데, 깊이 호흡하면 산소를 곱절로 마실 수 있다.

생각, 고민, 스트레스가 많으면 혈액과 기가 위로 솟구쳐서 얼굴이 붉어지고 머리가 무거워지면서 두통이 생긴다. 이럴 때 호흡이 마음에 숨을 불어넣어 균형을 잡아준다.

호흡은 보통 단전호흡(복식호흡)을 말하는데, 하단전까지 숨을 깊이 들이쉬고 길게 내뱉는 것이다. 하단전은 아랫배에서 '방광'이 있는 자리다. 숨을 들이마시고 내쉴 때마다 살짝 나왔다가 들어가는 아랫배에 의식을 두고 이를 느끼면서 호흡한다.

단전호흡은 머리로 몰린 기혈을 내려준다. 호흡을 따라 기가 하단전으로 내려가면, 혈액도 기를 좇아 함께 내려간다. 호흡으로 기혈의 순환이 자연스러워지면 마음까지 덩달아 편안해진다.

단전호흡은 또한 횡경막을 움직여 림프 순환을 좋게 만드는 림프계의 펌프 역할을 한다. 혈액 순환이 좋지 못한 대사질환자들은 대부분 림프 순환도 좋지 못한데, 이를 개선하는데 단전호흡이 최고다.

단전호흡을 처음 하면 답답함을 느끼는 사람들이 있는데 가슴(중단전)이 막혀서 호흡이 걸리는 탓이다. 한 달 정도만 꾸준히 연습하면 익숙해진다.

주지한 대로 호흡은 몸속의 산소를 늘리고, 기혈과 림프 순환을 원활하게 하며, 마음을 편안하게 해주는 일석삼조의 효과가 있다.

미국에는 호흡에 리듬을 붙여 1분당 호흡수를 14회에서 4회까지 차츰 줄이라고 처방하는 병원도 있다. 길고 깊은 호흡인 심호흡을 훈련하게 하는 것이다.

앉아서 호흡 명상하기

1. 양반다리를 하고 앉되, 한쪽 다리를 포개어 얹지 않는다.
2. 양손은 달걀을 살며시 쥐는 느낌으로 엄지와 검지(또는 중지)를 붙이고 편안하게 양 허벅지에 올린다.
3. 가슴을 쭉 펴고 허리와 등을 반듯하게 세운다.
4. 얼굴은 정면을 향하고 턱은 살짝 당긴다는 느낌만 준다.
5. 혀는 입천장에 붙인다.
6. 미간의 주름을 펴고 입꼬리를 올려 미소를 짓는다.
7. 하단전에 의식을 두고 호흡에 집중하는데, 숨을 들이마실 때 살짝 나왔다가 내쉴 때 들어가는 아랫배의 움직임을 느낀다.

혈압 내리는 이완 요법, 보디 스캔

단전호흡이 어렵거나 지루하다면, 내 몸을 구석구석 사진 찍듯 바라보며 마음을 다스리는 이완 요법도 있다. 이를 '보디 스캔'이라고 한다.

우리 몸은 스트레스를 받으면 긴장해서 굳어지는데, 그때 근육과 혈관도 수축해 혈압이 높아진다. 산소가 제대로 공급되지 않아 통증이 생기는 경우도 있다.

이럴 때는 바닥에 편안히 누워 호흡하면서 "머리 - 얼굴 - 목 - 어깨 - 팔 - 손 - 가슴 - 배 - 등 - 허리 - 엉덩이 - 허벅지 - 무릎 - 종아리 - 발목 - 발"이라고 되뇌며 해당 부위에 힘을 뺀다.

그렇게 온몸의 힘을 빼고 나면 마음은 물론 근육까지 풀어져 기혈 순환이 원활해지고 혈압이 떨어지며 통증이 완화된다. 긴장하거나 혈압이 올라갈 때마다 수시로 해주면 몸이 한결 가벼워진다. 불면증에 시달린다면 잠자리에서 보디 스캔을 해보길 권한다. 일명 '해파리 수면법'이다.

습관혁명은 마음의 자세를 바로잡을 때, 즉 스트레스를 스스로 다스릴 수 있을 때 진정한 힘이 발휘된다. 이전과는 전혀 다른 마음 습관으로 건강한 삶을 회복하겠다는 굳건한 의지가 필요조건이요, 믿음과 은근, 끈기가 충분조건이다. 성실한 사람에게 주어지는 인생의 가장 큰 선물은 진정한 건강의 회복이다.

몸과 마음의 안정을 이룬다, 숙면

수면 장애도 스트레스 탓이 크다. 과도한 스트레스로 교감 신경이 긴장하면 각성 작용을 하는 코르티솔 호르몬이 밤이 돼도 떨어지지 않아 쉽게 잠들지 못한다.

수면을 유도하는 멜라토닌 호르몬이 제대로 분비되지 않아도 잠을 푹 자기 어렵다. 해 뜨면 일어나고 해가 지면 잠자는 생체 리듬을 회복하는 건 아침 6시에 일어나고 밤 10시에 자는 습관만 들여도 충분하다. 하지만 도시의 밤을 밝히는 가로등, 광고 전광판, 간판 등 각종 불빛들은 별이 보이지 않을 정도로 밝아 멜라토닌 호르몬의 분비를 방해한다. 멜라토닌은 빛의 영향을 받으면 분비량이 감소하기 때문이다. 따라서 밤에는 방안을 깜깜하게 할 뿐 아니라 암막커튼으로 바깥에서 들어오는 빛도 차단해야 한다. 잠자리에서는 스마트폰·컴퓨터·TV의 사용을 자제해야 한다. 전자 기기에서 나오는 블루라이트는 코르티솔 호르몬을 유발하고 멜라토닌 호르몬의 생성을 막는다. 밤에는 홍채가 커져 적은 양의 빛도 망막을 자극하니, 저녁부터 아침까지는 스마트폰에서 블루라이트를 차단하도록 설정하거나 아예 쓰지 않도록 한다. 간접 조명도 피하는 것이 좋다.

수면 장애가 있으면 밤새 몸과 마음이 충분히 회복되지 않아 면역력이 떨어진다. 수면 장애는 대사와 혈액 순환을 악화시키는 주요 요인이다. 적정 수면 시간은 사람마다 제각각이지만, 수면과 사망 위험률 관계를 조사한 연구에 따르면 7시간 잘 때 사망 위험률이 가장 낮았다. 앞서 살펴본 명상, 단전호흡, 보디 스캔은 숙면에도 도움이 되는 대표적인 방법들이니 습관을 들여 숙면 혁명을 이뤄보길 바란다.

잠자리에 들기 전에
하는 이완과 숙면을
위한 건강법 2가지

생활 습관과 식습관도 꿀잠을 선물할 수 있는 방법이다. 먼저 아미노산의 한 종류인 트립토판을 섭취하자. 트립토판은 콩, 두부, 낫또, 달걀 등에 많은데 햇빛을 받으면 세로토닌으로 바뀌고, 밤에는 멜라토닌으로 전환된다.

아침에 생체 시계를 깨우는 스위치는 햇빛이다. 햇빛을 받으며 잠에서 깨야 한다. 적은 양의 햇빛도 눈꺼풀을 뚫고 뇌를 자극하니 잘 때 커튼을 조금 열어두면 아침 햇살을 알람 삼아 일어날 수 있다. 아침에 일어나 2시간 안에 밖으로 나가 충분히 햇볕을 쬐면 15~16시간 뒤에 졸음을 유발하는 시스템이 자동으로 작동한다. 따라서 아침 산책을 습관화하는 게 좋다. 몸 상태는 늦은 오후와 초저녁에 최고조가 되니, 이 시간에 적절한 운동을 하는 것 또한 수면의 질을 높이는 방법이다.

체온도 서서히 떨어져야 멜라토닌이 잘 분비된다. 늦은 밤에 체온을 올리는 운동이나 격렬한 대화를 하면 멜라토닌이 제대로 나오지 않는다. 근육을 이완하는 은은한 음악과 향기도 숙면을 돕는다.

수면은 과학이다. 잠은 햇빛으로 세팅되는 생체 시계 본부와 매일 일정 시간 잠을 자고자 하는 뇌수면 본부의 합작품이다. 해가 뜨면 코르티솔 호르몬이 분비돼 깨어나 활동하고, 밤이 되면 멜라토닌이 분비돼 잠이 온다. 햇빛과 호르몬의 조화에 따르는 생활 습관이 우리를 숙면으로 이끈다.

 **숙면을 위한 십계명**

1. 규칙적인 수면 시간을 지킨다(일요일이라고 늦잠을 자지 않는다).
2. 잠자리에 들기 직전에는 먹고 마시지 않는다.
3. 카페인이 함유된 음식이나 니코틴은 피한다.
4. 낮에 밝은 태양 아래서 운동한다.
5. 잠자는 침실은 약간 선선한 온도를 유지한다(단, 손발은 따뜻하게 한다).
6. 낮잠이 필요하다면 되도록 짧게 잔다.
7. 잘 때는 TV나 스마트폰을 끈다.
8. 나에게 가장 편안한 잠자리를 만든다.
9. 수면 전에는 긴장을 풀고 걱정거리를 모두 털어버린다.
10. 잠이 안 올 때는 억지로 자지 않는다.

- 출처: 대한수면학회

여섯째 날

활기찬 기운을 보충하는 에너지 습관

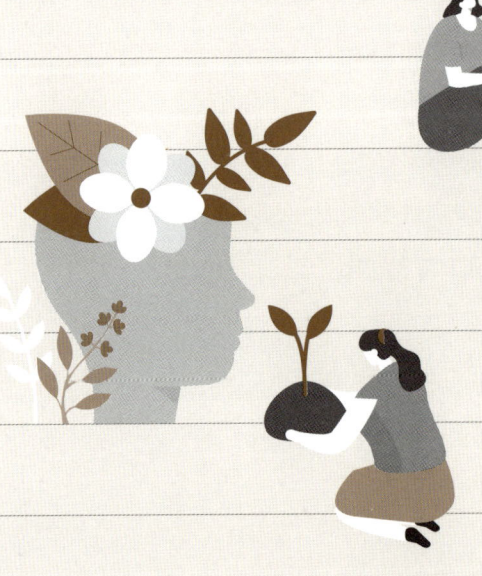

사람은 생각이나 감정에 따라 에너지의 흐름(파동)이 달라지는데, 이를 생체 리듬이라고 한다. 생체 리듬이 불규칙하고 조화롭지 못하면 대사와 혈액 순환이 어그러지면서 몸이 병든다. 에너지의 흐름을 조절하는 방법을 배워 몸의 생기를 유지하자.

대자연에 공명하여 얻는 땅 에너지와 음이온

산업화·도시화를 거치면서 인간은 자연의 일부임을 잊고 사는 것 같다. 하지만 자연은 인간의 치유 능력을 높이는 가장 큰 조력자다. 몸과 마음이 병들었을 때, 깊은 산이나 바다를 찾아가는 것만으로도 건강이 회복하는 경우도 종종 있지 않은가. 대자연과 마주하면 우리는 자연의 경이로움에 절로 감탄하면서 충만한 기쁨과 광활한 자유로움을 느낀다. 잃었던 삶의 활력과 생기가 되살아나는 기분도 맛본다. 이는 자연과 공명하면서 어그러진 몸의 에너지 흐름, 즉 파동이 바로잡히기 때문이다.

일상이 바빠 대자연을 찾아가기 어렵다면 가까운 공원이나 낮은 산, 텃밭에 가서 땅과 접촉하기를 추천한다. 땅은 모든 생명의 근원이다. 곡식과 식물을 잉태해서 키우고, 생태계를 유지하며, 무한한 생명 에너지를 품고 있다. 어머니의 충분한 보살핌과 사랑을 받아야 아이가 잘 자라듯 인간도 땅 에너지를 듬뿍 받아야 건강해질 수 있다.

땅과 직접 몸을 맞대고 에너지를 얻는 치유법을 '어싱'이라고 한다. 어싱(Earthing)은 지구를 뜻하는 'earth'에 행위를 의미하는 '~ing'를 붙여 만든 단어다. 요컨대 지구와 접촉해 땅 에너지를 몸에 받아들이는 것이다. 특별한 요령 없이, 맨발로 흙을 밟거나 숲에 들어가 누워서 명상을 하면 된다. 흙을 밟고 만지는 것은 땅 에너지와 공명하는 행위다. 집 근처에 황토나 모래밭이 있다면 틈날 때마다 맨발로 걸어보자. 땅 에너지를 이용한 자연 치유 방법이다. 황토나 모래에는 음이온이 많기 때문에 이 음이온으로 해독을 하고 혈액 순환을 개선할 수 있다. 또한 발바닥의 반사구*를 지압하는 효과까지 얻을 수 있어서 밤에 숙면을 취할 수 있다.

현대인들은 자연과 점차 단절되면서 몸과 마음이 병들고 있다. 미국과 유럽의 일부 교도소에서는 흙을 통해 육체와 정신을 치유한다는 발상에서 수감자들에게 텃밭 가꾸기와 농사짓는 방법을 가르치는데, 실제로 농사를 지은 수감자들의 재범률이 현저히 떨어졌다고 한다.

육체든 정신이든 병든 사람은 땅이 주는 생명과 건강한 에너지로부터 치유의 힘을 얻을 수 있는 만큼 덜 오염된 땅과 자주 접촉해야 한다.

* 반사구(발반사구) : 인간의 신체 전부가 발이라고 하는 인체의 국소에 축소 및 투영되어 있는 것을 발반사구라고 한다. 반사구에 나타난 이상 징후인 통증을 없애거나 발의 긴장을 풀어 몸의 기능을 회복시키고 건강한 상태로 만든다.

음이온은 공기 비타민

우리가 어디에 있든 늘 만나는 자연은 공기다. 호흡을 통해, 살갗을 통해 매 순간 몸 안으로 받아들였다가 내보낸다. 숨을 쉬는 일 자체가 생명 활동인 만큼 공기가 우리에게 미치는 영향력은 크다.

그런데 현대 사회는 공기의 오염이 심각하다. 엄청나게 뿜어져 나오는 자동차와 공장 매연, 생활 오염 물질과 산업 폐기물로 공기는 온통 양이온투성이다. 음과 양의 균형을 이루려면 공기 1cm 당 400~1,000개의 음이온이 필요한데 도심의 음이온은 거의 0개에 가깝다고 한다. 현대인에게 대사질환이 만연할 수밖에 없는 이유다.

도심을 떠나 숲이나 해변에 가면 상쾌한 기분이 드는 것은 풍부한 음이온 덕분이다. 음이온은 폭포 부근의 숲에 가장 많아 2천~1만 개에 이른다. 음이온을 마시면 활성산소가 제거되고 해독이 되면서 세포의 신진대사가 촉진되고 적혈구의 엉킴이 없어져 피가 맑아진다. 자연스레 혈액 순환이 활발해지면서 신경 안정, 피로 회복, 식욕 증진의 효과가 있다.

몸과 마음이 건강하고 에너지 넘치게 살려면 숲으로 가야 한다. 맑은 공기와 음이온, 생명력 가득한 땅, 찬란한 햇빛, 피톤치드를 내뿜는 나무 등 숲에는 최상의 치료제가 다 있다.

타인과 함께할 때 증폭되는 치유 에너지

특별한 명상이 있다. 혼자만의 장소에서 조용히 눈을 감고 자기의 내면에 집중하는 명상과는 반대로, 열린 장소에서 여럿이 둘러앉아 겸허하고 진솔하게 자신의 이야기를 털어놓으면서 서로의 에너지를 나누는 '오픈그룹명상'이다.

오픈그룹명상 형태의 '이야기 나누기'는 그 자체로 치유와 회복의 효과가 있다. 속마음을 이야기하는 것은 자신을 객관화하는 중요한 과정으로 말하는 사이 자기에 대한 느낌과 생각을 변화시킨다. 텍사스대학교의 제임스 W. 페니베이커 교수는 "마음을 털어놓았을 때 자신에 대한 이해가 깊어지는 것은 물론 신체 건강에도 긍정적 영향을 미친다"라는 사실을 밝혀낸 바 있다. 실제로 오픈그룹명상에 참여한 사람들의 건강 상태를 검사한 결과, 참여하기 전보다 참여한 뒤에 혈압과 심장 박동 등이 더욱 안정되고 신체의 면역 체계도 향상되었다. 마음에 쌓여 있던 이야기를 말로 표현하고, 그것을 타인에게 전달하면서 무의식에 억눌려 있던 감정이 함께 해소된 것이다.

그런데 오픈그룹명상은 마음을 털어놓는 것 말고도 탁월한 장점이 있다. 함께 모여 상대의 이야기에 집중하는 동안, 타인의 에너지에 공명하면서 긍정의 감정을 얻게 된다는 사실이다. 사람은 감정에 따라 심장의 리듬이 다르고 심리 상태에 따라 뇌파가 달라지는데, 진심 어린 공감과 조언, 위로는 서로에게 강력한 연대감을 선사하면서 마음의 평안과 기쁨을 준다. 신뢰할 만한 사람에게 무비판적 반응을 얻는다는 안정감은 억누르고 있던 절망, 분노, 상실 등의 감정을 털어놓을 용기를 준다. 감정을 언어로 바꾸면서 새로운 인과적 사고, 통찰, 자기반성을 경험하는 사람은 건강이 크게 호전된다.

더 흥미로운 것은 속 깊은 이야기를 나누다 보면 결국 '나는 누구인가'를 묻게 된다는 것이다. 존재에 대한 근원적 질문은 자신을 무의식까지 깊이 들여다보는 일이라, 고착화된 나쁜 습관을 인지하여 변화시키는 힘이 있다. 그러니 평소 생각과 감정을 솔직하게 터놓을 수 있는 공동체, 즉 친구망을 갖길 적극 권한다. 가능하면 정기적으로 친구들과 '이야기 나누기'를 진행해 보자. 단, 오픈그룹명상 형태의 이야기 나누기를 할 때는 비밀 보장, 비판 금지, 적극적 경청을 먼저 다짐해야 한다. 신뢰할 수 있는 대상, 비판받지 않는 공간, 말하는 그대로 수용하는 관계가 보장되지 않으면 솔직하게 마음을 털어놓는 일은 불가능하다.

오픈그룹명상, 마음 나누기

신뢰할 만한 2~3명의 친구와 '나는 누구인가, 나는 나를 얼마나 사랑해 왔는가'에 대해서 솔직하게 이야기하는 자리를 마련한다.

1. 명상 음악을 틀고, 미간의 주름을 펴고 입꼬리를 올려 미소를 짓는다.
2. 눈을 감고 5분간 호흡 명상을 한다. 아랫배 단전을 바라보면서 편안하게 숨을 들이마시고 길게 내쉰다. 살짝 나왔다 들어가는 아랫배의 움직임에 집중한다. 잡념이 들어오면 얼른 잡아서 아랫배 단전에 던져 넣고 다시 호흡에 집중한다.
3. 이번에는 가슴 한가운데에 있는 중단전에 의식을 모은다. 나는 누구인지, 나는 나를 얼마나 사랑해 왔는지 깊이 생각하며 10분간 집중한다.
4. 10분간의 들여다보기가 끝나면 숨을 크게 들이마시고 입으로 '후' 하고

내뱉기를 3~4회 반복한다.

5. 명상을 마치고 나서는 '나에게 보내는 편지'를 쓴다. 'OO야, 잘 있었니?'라고 자신과 대화하듯 하고 싶은 이야기, 명상하면서 떠오른 생각 등을 허심탄회하게 10~20분 가량 적는다.

6. 각자 쓴 글을 돌아가며 읽고 생각을 나눈다. 그간 마음속에 꼭꼭 눌러놓았던 불안과 회한, 분노 등을 풀어낸다.

우리나라 사람들은 자기 이야기를 꺼내놓기를 꺼리는 문화에 익숙해 모든 감정을 혼자 삭이려 드는 경향이 있다. 하지만 오픈그룹명상은 생각과 감정을 솔직하게 털어놓을 때 타인과 나누는 치유의 에너지가 얼마나 커질 수 있는지를 보여준다. 이 경험은 큰 해방감을 안겨주면서 무엇보다 자기 안의 참된 나를 재발견하고 위안의 말을 건네게 한다. 같이할 사람이 없다면 혼자서 해보는 것도 좋다.

memo
나에게 보내는 편지

일곱째 날

7일 솔루션, 100일 전략 세우기

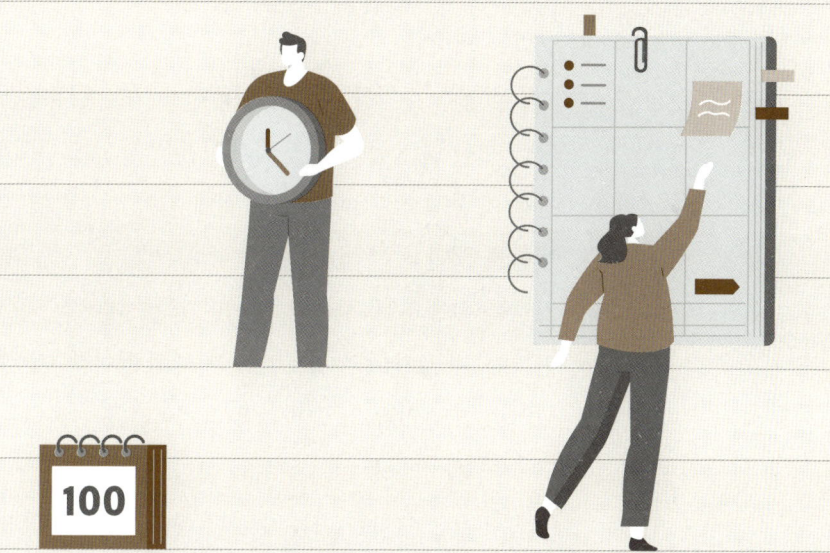

7일 동안 배운 건강법들을 하나하나 떠올리면서
어떻게 습관화할지 100일 전략을 세워본다.
일상생활에서 매일 실천할 것과 정기적으로 시도해 볼 것을
나눠서 시간표를 작성한다.

습관혁명 다이어리 기록하기

> **건강 수치를 기록해야 하는 이유**
>
> 첫째,
> 꾸준한 건강 관리를 위해
>
> 둘째,
> 자신을 들여다보는 시간을 갖기 위해
>
> 셋째,
> 새롭게 익히는 건강 습관이 바람직한 방향으로 가고 있는지 살피기 위해

대사질환은 꾸준한 관리가 필수적인 만성 질환이라, '건강 수치'라 불리는 체중·혈당·혈압 등의 수치를 매일 기록하면서 나의 건강 상태를 가늠해야 한다. 그렇지 않으면 잠시 관리에 소홀한 틈을 타서 수치가 요동을 치는 경우가 있다. 건강 관리를 게을리하지 말아야 한다는 의미다.

또한 건강 수치를 꾸준히 기록해야 하는 이유는 매일 수치를 기록하다 보면 몸의 변화에 민감해지면서 자신을 자세히 들여다보는 시간을 가질 수 있기 때문이다. 일에 치이고 생활에 치여 자기 몸을 알뜰살뜰 챙긴 적이 있었겠는가. 수치 기록을 위해서라도 하루하루 스스로를 관찰하는 시간이 쌓이면 몸을 대하는 자세가 예전과 달라진다. 오래 보아야 사랑스럽고, 자세히 보아야 예쁘다고 했던 시인의 고백도 있지 않은가. 습관혁명 다이어리를 기록하는 건 자신을 돌보고, 자신을 받아들이는 행위와 같다.

보통 건강 수치는 재는 순간만 본다. 정상 수치가 건강 관리를 하는 기준점이 된다고 믿어서다. 하지만 건강 수치는 당장 '정상의 범주에 들었느냐, 아니냐'만 볼 게 아니다. 새롭게 익히는 건강 습관이 바람직한 방향으로 변화하고 있느냐를 알려면 지속적인 관찰이 중요하다. 똑같은 수치라도 상승 곡선에 있느냐 하강 곡선에 있느냐에 따라 의미하는 바가 다르다. 꾸준한 기록이 필요한 또 다른 이유다.

건강한 삶을 위해 제안하는 〈기록하다 보면 건강해지는 습관혁명 다이어리〉를 매일 꼬박꼬박 기록하자. 건강 수치는 아침 혈압과 저녁 혈압, 공복 혈당과 체중 이외에도 체온, 배변, 수면의 상황을 꼭 적는

다. 그리고 그날 실천한 건강 습관과 몸·마음의 상태 등을 쓰면서 하루를 돌아보고, 일주일, 한 달, 석 달 동안 꾸준히 습관혁명을 이루어왔는지 점검하길 바란다. 사람이 된 곰처럼 백 일 동안 잘 실천하면 습관혁명에 성공해서 건강한 삶을 누리게 될 것이다.

memo

5대 습관혁명 Point.

식습관 : 현미채식 / **운동 습관** : 10분 운동 / **마음 습관** : 명상 / **해독 습관** : 풍욕 / **에너지 습관** : 자연과의 교감

위의 5대 습관혁명을 위해 내 일상에서 개선해야 할 것은 무엇인지 적어봅니다.

치유 습관 성공 전략

 100일 전략은 막연히 '건강해질 것이다, 잘하자!' 식의 핑크빛 목표만 적어서는 안 된다. 앞에서 배운 5가지 범주의 건강 습관법 중에서 실천할 내용을 세세하고 구체적으로 적어야 한다.
 먼저, 최근 혈액 검사나 각종 검사 중에 안 좋은 수치에 동그라미를 치고 100일 동안 이 수치들을 끌어올릴 방법을 생각해 본다. 이 책에서 소개한 건강 습관법 중 자신에게 맞는 것을 몸 상태에 맞춰 매일 실천하며 몸으로 익혀야 한다.
 먼저 내 몸을 그리고 가슴에 심장을 그려 넣은 다음 전체적으로 살펴본다. 혈압이 높아서 두통이 있다면 머리에 동그라미를 치고 '산행·산책 30분, 저염식, 보디 스캔 이완 요법 5분'이라고 적는다. 혈액 검사 결과 비타민D가 부족하다고 나왔다면 '볕 좋은 공원에서 하루 한 시간 산책하기', '햇볕에 잘 말린 표고버섯볶음 해먹기' 등을 써넣는다. 햇볕에 잘 말린 표고버섯에 비타민D가 풍부하다.

 이제 매일 다이어리를 쓰자. 먼저 혈당·혈압 등 신체 리듬을 체크하고, 삼시 세끼 무엇을 먹었는지, 걷기와 운동은 얼마나 했는지, 풍욕과 명상은 했는지, 명상하면서 어떤 생각과 감정이 들었는지 등을 적는다.
 물을 몇 잔이나 마셨는지도 꼭 체크하자. 몸, 마음, 에너지를 관찰해서 상태를 적고 이상 징후나 좋았던 점도 써넣는다. 그리고 매일 감사의 마음을 쓰자. 처음에는 한두 가지였던 감사가 자꾸 늘어나며 마음이 정화되는 것을 느낄 것이다.

한 달에 한 번씩 다이어리를 점검하고 효과가 있었던 것, 아쉬웠던 점 등을 평가해 다음 달 실천 사항에 반영하며 꾸준히 습관을 바꾸어 나가자.

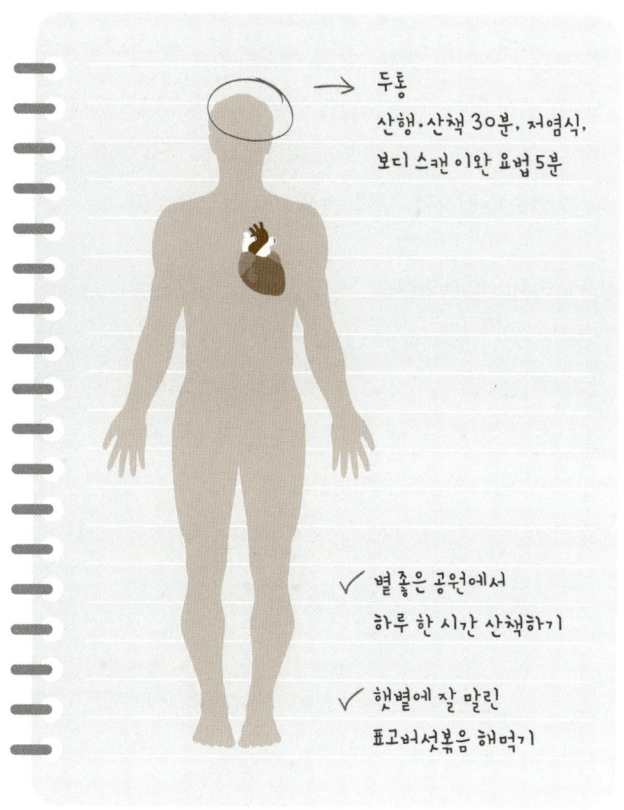

 **기록하다 보면 건강해지는 습관혁명 다이어리**

❶ 다이어리 사용법

<기록하다 보면 건강해지는 습관혁명 다이어리>는 습관의 범주를 '식습관/ 운동 습관/ 마음 습관/ 해독 습관/ 에너지 습관'까지 총 다섯 가지로 분류하여 각 습관 범주에 속하는 건강한 습관법을 실행하고 기록하도록 구성하였다.

식습관의 기본은 '현미채식'이다. 운동 습관의 기본은 '10분 운동'이다. 마음 습관의 기본은 '명상'이다. 해독 습관의 기본은 '풍욕'이다. 에너지 습관의 기본은 '자연과의 교감'이다. 우선, 한 가지 범주에서 한 가지 항목부터 실천하면 된다. 하나만이라도 실천하고 기록하는 일부터 시작해 보자.

❷ 습관혁명 다이어리 점수 기준표

습관별 항목 14개는 실천했으면 O, 실천하지 못했으면 X로 표기하고 실천한 내용도 간단히 기록한다. 오늘 내가 나를 챙긴 점수는 다음의 표를 참고한다. 4~5점대를 꾸준히 유지하는 게 바람직하다. 그 이하로 점수가 내려가는 생활을 연속적으로 이어갈 때는 스스로 위기를 감지하고 다시 마음을 다잡아 새롭게 시작하도록 한다.

점수	식습관	운동 습관	마음 습관
5	100% 채식, 집밥	하루 만 보 이상 걷기	항상 마음 편안함, 과로 없음
4	하루 2끼 채식 또는 외식 1회	하루 8,000보 걷기	한두 번 마음 불편함이나 과로
3	하루 1끼 채식 또는 외식 2회	하루 6,000보 걷기	가끔 마음 불편함이나 과로
2	하루 1회 고기 위주 식사	하루 4,000보 걷기	힘든 스트레스나 과로
1	하루 2회 고기 위주 식사	하루 2,000보 이하 걷기	참을 수 없는 스트레스나 과로

<습관혁명 다이어리> 기록 예시

DATE	/	/	/		
오늘의 몸무게		kg	오늘의 혈압		mmHg
오늘의 공복혈당		mg/dL	식후 2시간 혈당		mg/dL

건강습관			O/X	실천한 내용
식습관		아침 채식		
		점심 채식		
		저녁 채식		
운동 습관		10분 운동		
		파워 워킹(만 보 걷기)		
		근력 운동 (계단 오르기, 스쿼트, 런지)		
마음 습관		명상(미용감사)		
		호흡/보디 스캔		
		숙면		
해독 습관		풍욕		
		반신욕/족욕		
		물 마시기		
에너지 습관		자연에서 걷기		
		마음 나누기		
오늘 나의 몸과 마음 상태			(5점 만점)	
오늘 내가 나를 챙긴 점수		식습관		
		운동 습관		
		마음 습관		
오늘 힘들었던 일				
오늘 감사했던 일				

> 왼쪽 표를 복사하여 <습관혁명 다이어리>를 만드세요. 그리고 매일 실천하고 기록하여 '습관혁명'을 달성하세요.

지지자 만들기

　대사질환은 습관이 길러온 질병이다. 그동안 살아온 생활 방식과 먹거리, 삶을 대하는 태도 모두 되짚어 보면서 이전과는 다르게 살려고 노력해야 지혜롭게 질병을 떠나보낼 수 있다. 하지만 습관은 지독하게 고집스럽다. 바꿨다 싶으면 슬그머니 다시 고개를 들이민다. 오죽하면 중국의 루쉰은 "늘 있던 의자 하나를 옮기는 데도 조물주의 채찍이 필요하다"라고 절규했을까.

　죽고 사는 문제가 달려 있다고 해도 습관을 바꾸기란 생각보다 쉽지 않다. 아무리 의지가 강한 사람이라도 살 만해지면 기존의 생활 습관이 관성처럼 나타난다. 그러다가 병원에 가서 수치가 좋지 않다는 소리라도 들으면 실망의 덫에 걸려 그대로 주저앉기도 한다. 어느 날은 이대로 포기하고 싶어지기도 할 것이다.

　하지만 포기할 수 없는 나의 건강, 나의 인생이 아닌가. 지치고 힘들 때는 주변의 응원이 큰 힘이 된다. 어깨를 다독이며 손을 내밀어 주는 지지자가 곁에 있다면 그 손을 잡고 다시 용기를 낼 수 있다. 나를 위해 기꺼이 시간과 마음을 내줄 지지자를 만들어 보자.

　첫 번째 지지자는 자기 자신이다. 누구보다 스스로 내 몸의 연구자가 돼야 한다. 매일 내 몸을 살피고 마음을 들여다보며 기분을 북돋운다. 그리고 아침마다 거울을 보며 '나는 나를 믿는다, 나는 나를 사랑한다, 나는 다 나았다'라고 웃으며 이야기하자.

　두 번째 지지자는 가족과 이웃이다. 가족에게는 열린 마음으로 솔직하게 다가가야 한다. 불편하고 속상한 마음을 짜증으로 풀어내지 말고 힘든 점을 담담하게 털어놓고 소통해야 한다. 질병은 내게만 일어난 일이 아니라 가족과 나, 우리에게 일어난 일이다. 나아가 친구, 이웃도 함께 겪는 일이다. 아픈 사람만큼 돌보는 사람도 힘들고, 옆에서 지켜보는 사람도 안타깝다. 그들과 함께 헤쳐나갈 방법을 찾으면 즐거운 대화를 할 수 있다. 그렇게 '우리'를 확장해야 한다. 대화와 나눔은 치유에 긍정적인 영향을 미친다.

세 번째 지지자는 함께 같은 질병을 겪고 있는 동료들이다. 주변에서 고혈압이나 당뇨병, 고지혈증을 진단받았거나 전 단계에 있는 사람들을 수소문해 보자. 그리고 그들과 함께 건강 습관으로 몸을 바꾸자고 결의를 다지자. SNS, 전화 등으로 소통하면서 습관혁명의 성공과 유지를 위해 격려하고 응원하고 위로하자. 함께하면 새로운 정보나 잃었던 의욕을 다시 얻을 수 있다. 혼자보다는 둘이, 둘보다는 셋이 서로 의지하고 돌볼 때 회복의 가능성은 훨씬 커진다.

네 번째 지지자는 전문가 집단이다. 나만의 기준을 세워서 흔들리지 않으려면 자신의 믿음에 확고한 신념이 있어야 한다. 그러려면 많이 알아야 한다. 책을 읽고 유튜브 동영상을 보고 세미나에도 참가하면서 터놓고 상담할 수 있는 전담 주치의를 만들면 좋다.

이 외에도 신앙인들은 종교 활동에서 큰 위안과 지지를 받는다고 한다. 건강이 허락한다면 짧게 봉사 활동을 해도 좋다. 다른 사람을 돌보는 일은 되레 나를 돌보는 일이기도 하다. 타인을 위해 봉사하고 헌신하고 배려하는 가운데 진정한 행복이 차오른다. 행복한 감정은 면역력을 높이는 강한 에너지다. 영원히 변치 않는 정신적 가치들을 실현하기 위한 삶의 연습을 시작할 때다.

이제, 치유의 삶이 시작되었다. 지지자들과 함께 지치지 말고 건강한 삶을 새롭게 살아 나가자.

memo
나의 지지자는 누구인가? 천천히 생각하며 적어보자.

에필로그

일상의 작은 습관으로 건강을 회복한다

일상을 살아내느라 이런저런 습관을 바꾸기가 어렵다면 자주 산에 갈 방법을 찾아야 한다. 내가 할 수 있는 범위에서 최대한으로 하면 된다. 대사 장애를 겪는 아픈 몸을 바꾸려면 굳센 의지를 가지고 180도로 습관을 바꿔야 한다. 혁명적으로 낡은 습관을 새 습관으로 바꿀 수 있는 조건은 4가지다.

습관혁명을 달성하는 4가지 조건

1. 목표 세우기

첫 번째 조건은 뚜렷한 목표 세우기다. 무슨 일이든 성공하려면 먼저 목표가 뚜렷해야 한다. 몸을 바꾸는 궁극적인 목표는 한마디로 치유, 즉 건강해지는 것이다. 대사질환은 시일이 오래 걸리므로 단계를 나누고 각 단계별로 목표를 세워 접근할 필요가 있다. 처음부터 완벽하게 실천하려고 한다면 힘들고 무리가 따를 수 있다.

우선, 대사 기능이 더 나빠지지 않도록 혈당·혈압을 낮추는 것을 1차 목표로 한다. 기본적인 대사 기능이 원활해야 마음 편히 습관 바꾸기에 집중할 수 있다. 기간은 각자의 상태에 따라 차이가 있지만, 1만여 명의 환자 임상경험에 따르면, 충실히 습관을 바꿔간다면 최소 1~2달이면 효과가 나타난다.

그다음 목표는 인슐린 저항성을 낮춰서 대사 기능을 개선하고 내

안의 자연 치유력을 되살리는 것이다. 이렇게 목표를 단계별로 세워서 습관을 바꿔 나가면 된다.

2. 확신하기

두 번째 조건은 확신이다. 어떤 일이든 확신이 없으면 전력을 다하기 어렵고 끝까지 가기 힘들다. 그동안 내가 만난 환자들 중 절반 이상이 처음엔 일상에서도 건강 습관을 잘 실천하다가 흐지부지 그만두었다. 확신이 부족했기 때문이다. 습관을 바꿔 몸을 살리는 일이 하루아침에 이룰 수 있는 일이 아니다. 일상에서 무시로 치고 들어오는 유혹이 너무 많다. 업무에 시달리다 보면 스트레스 관리가 어렵고, 회식 자리에서 계속 자연식만 고집할 수도 없으며, 야근하랴 모임 하랴 매일 운동 시간을 따로 내기가 쉽지 않다. 아쉽고 불편한 마음을 접고 의지를 내야 하는데, 확신이 부족하면 그러기가 어렵다.

3. 투신하기

세 번째 조건은 투신, 즉 몸을 던지는 것이다. 이것저것 조금씩 하다가 그만두면 습관혁명은 작심삼일로 끝난다. 목표를 세우고 확신했으면 몸을 푹 담가야 한다. 이는 모든 사고와 생활의 중심에 '건강 습관'을 두어야 한다는 뜻이다.

4. 실천하기

네 번째 조건은 실천이다. 실천 없이 성공을 바랄 수는 없다. 습관혁명에서 승리하려면 끈기 있게 꾸준히 노력해야 한다. 의료진이나 다른 사람이 도와주지 않더라도 스스로 주체가 되어 앞에서 배운 건강 습관이 몸에 배도록 하자. 실천은 결국 자신의 몫이다.

건강 치유는 일상의 변화가 전제되어야 한다

건강을 되찾으려면 무엇보다 옛 식습관·생활 습관을 버리고 현미 채식, 규칙적인 운동, 마음 다스리기를 습관화해야 한다. 습관혁명은 하나의 습관만 고치는 것으로는 불가능하다. 전반적인 일상의 변화가 전제되어야 한다.

우선 식습관은 기본이다. 자연식, 채식을 위해서는 외식을 삼가고 집밥을 먹어야 하며, 이도 저도 안 된다면 동물성 식품과 인스턴트 식품을 제외하고 먹는다.

운동 습관도 바꿔야 한다. 기본이 만 보 걷기인데, 아침저녁으로 산이나 공원을 산책한다. 시간을 내기 어렵다면 출퇴근 길에 걷는 방법을 찾아봐야 한다. 아파트와 직장, 지하철역에서 엘리베이터나 에스컬레이터를 이용하지 않고 계단으로 다니면 꽤 많이 걸을 수 있다. 그래도 만 보가 모자라면 '혈당·혈압 내리는 10분 운동'을 해서 채운다. 걷기가 힘들어서 운동량이 부족하다면 풍욕, 발목펌프 운동, 대나무봉 두드리기, 반신욕이나 족욕을 통해 혈액 순환이 잘 되도록 노력해야 한다.

다음으로는 마음 습관인 스트레스 완화와 마음 비우기인데 이는 사람들이 가장 실천하기 어려워하는 습관이다. 매일 아침이나 밤에 15분 명상을 하는 것이며, 낮에 혈압 오를 일이 있으면 바로 자리에 앉아서 5분간 단전호흡이나 보디 스캔을 하는 것이 기본이다. 명상이 어려운 분들은 마음속으로 '미용감사'를 되뇌거나 기도 노트를 작성할 수 있다. 쓰기 역시 효과적인 명상법 중의 하나다.

그다음은 에너지 습관이다. 에너지를 만드는 가장 기본은 음식과 운동이다. 규칙적인 식사와 운동이 중요하며, 더불어 자연 에너지 - 땅 에너지(어싱)와 음이온의 도움을 받을 수 있다. 에너지는 우리가 숨 쉬는 공간에 가득하지만 도심 공간보다는 음이온이 풍부한 숲속에서 단전호흡과 같은 호흡법을 실천하면 자연 에너지를 듬뿍 얻을 수 있다.

마지막으로 항상 점검할 것이 있다. 지금 내 마음이 슬픔·미움·분노·불안의 부정적인 감정에 사로잡혀 있는지, 반대로 사랑·감사·기쁨의 긍정적인 감정에 머물러 있는지를 알아채야 한다. 절망과 어둠에 갇혔는지, 희망과 빛을 보는지 파악해야 한다. 지금 내 마음에 어둠이 짙게 깔렸다면 아무리 좋은 영양물질을 사용하고 열심히 운동을 해도 습관혁명을 이루기 어렵다. 스스로 부정적인 에너지를 만들고 거기에 휩싸여 있어서 옛 습관이 자꾸 다시 비집고 들어올 것이기 때문이다.

즐기면서 하는 것이 최고다

나는 늘 환자들에게 "습관혁명을 위한 노력을 점수로 매기면 100점 만점에서 80점 정도만 받으라"라고 강조한다. 100점을 받으려고 아등바등하다 보면 스트레스를 받아 오히려 몸에 무리가 따른다. 완벽주의자 성향들은 악착같이 100점을 받으려고 애쓰는데, 나중에 보면 80점을 받는 사람보다 못한 결과를 보게 된다. 무엇보다 즐기면서 하는 게 중요하다.

채식과 운동을 하면서 내 몸이 건강해짐을 느끼고, 명상으로 마음이 편안해지고 행복해지면 아무리 오랜 습관이라도 결국 바꿀 수 있게 된다. 즐기면서 생활화해야 습관이 되는 것이다. 보통 습관을 내 몸에 익히는 데는 적어도 3개월, 부정적인 마음을 비워내는 데는 100일 정도가 걸린다. 사람마다 편차는 있지만 대부분 맞아떨어진다. 처음 3개월 동안은 아무 생각 없이 의지를 다해서 따라 해야 한다는 얘기다. 그 시간만 지나면 점점 이력이 붙어 건강 습관이 편하고 즐거운 일상으로 자리 잡는다.

정기적인 점검이 필요하다

나는 "건강 습관을 1년만 제대로 지키면 어떤 병이든 극복할 수 있다"라고 늘 강변하는데, 제대로 1년을 지속하는 것이 만만치 않다.

대부분은 의지가 부족해서 중단이 되는데, 특히 식이요법과 스트레스 관리에서 어려움을 겪는다. 집에서 식이요법을 제대로 실천하기가 쉽지 않고 서너 달 채식만 하면 물려서 먹고 싶은 음식들을 하나둘 찾게 된다. 게다가 습관을 건강하게 바꾸면서 대사가 원활해지니 식욕이 좋아져 과식도 하게 된다. 명상도 처음에는 그럭저럭 배워서 하는데, 제대로 하는 사람이 드물다. 그렇다 보니 일상의 스트레스를 풀지 못해 사람들과 갈등을 일으키는 등 마음이 힘들어진다. 이러면 건강 수치는 언제든 다시 악화될 수 있다.

그래서 최소한 3개월에 한 번은 점검 받기를 권한다. 가장 먼저 현재의 몸과 정신 상태를 점검한다. 몸 상태는 일반 혈액 검사와 문진으로 살펴본다. 몸 컨디션과 영양, 면역 상태, 혈당과 혈압, 중성지방, 콜레스테롤 수치를 본다. 정신 상태는 습관혁명의 핵심이며 실천력을 담보하므로 긍정 에너지가 여전한지 파악한다.

건강 습관을 얼마나 잘 실천하는지도 자가 점검한다. 꾸준히 습관혁명 다이어리를 기록해 왔다면 쉽게 알 수 있을 것이다. 앞서 소개한 〈습관혁명 다이어리〉 표를 복사하여 다이어리로 만들어 스스로 기록한 내용을 점검하며 각오를 다지는 것이 좋다. 습관은 방심하면 다시 옛날로 되돌아갈 수 있기 때문이다.

마지막으로, 내가 가장 많이 하는 말로 다시 한번 당부드린다.

"건강 회복은 습관혁명에 달려있다!"
"습관혁명은 은근하고 끈기 있게 실천해야 성공할 수 있다!"

부록

당뇨·고혈압을 개선하는 계절 식단표

음식은 '조금씩, 골고루' 즐기는 것이 영양 면에서 좋기 때문에, 기본이 되는 제철 식재료를 보여주기 위해 다채로운 자연식 식단을 구성했다. 한 달에 한 번 정도 색다른 특식을 맛보도록 분식류도 넣었다. 식단표를 참고해 자신에게 맞는 식단을 구성해 보자.

〈매일 먹는 기본 음식들〉

- **기본**
  아침: 수프나 죽, 삶은 고구마 1개
  점심: 계란 1개
  점심·저녁: 현미잡곡밥
  과일: 1~2회
  데치거나 찐 채소: 2~3종
- **보조 식품** - 아마씨, 청국장, 초콩, 된장, 고추장
- **밑반찬** - 김치류, 장아찌류, 해조류
- **분식 (주 2회)** - 우리밀 국수나 빵
- **특식 (주 1회)** - 토종닭, 오리고기, 자연산 흰살 생선 중 한 종류

* 식단은 재료 사정에 따라 변경할 수 있음.
* 만성신부전증이 있는 경우, 현미와 채소는 칼륨 함량이 높은 만큼, 현미는 꼭 물에 불렸다가 밥을 짓는다. 칼륨 수치가 높다면 채소를 데치거나 물에 담갔다가 먹고, 칼륨 함량이 높은 시금치, 근대, 강낭콩 등은 소량만 먹는다.

부록

1월

1월	아침	점심	저녁
월	청국장찌개 삼색파프리카볶음 취나물무침	채식만둣국 양파마늘장아찌 고수겉절이	매생이국밥
화	배춧국 두부완자전 감자꽈리고추찜	묵은지찜 수수부꾸미 두부장 조림	유부초밥
수	순두부탕 봄동채소 모자반콩나물무침	채식추어탕 쪽파김무침 감자채볶음	묵밥
목	냉잇국 미니양배추찜 양송이장조림	무청국 가지나물무침 우엉조림	녹두죽
금	쑥갓나물 두부구이 채소모둠샐러드	채식영양카레 김치볶음 팽이버섯어린잎샐러드	김치죽
토	냉이된장국 깻잎순무침 무나물	도라지나물무침 적채샐러드 아스파라거스구이	콩나물죽
일	된장찌개 새송이깨무침 흑임자연근샐러드	달래김무침 무카레전 새발나물겉절이	무양념밥

2월

2월	아침	점심	저녁
월	매생이국 고춧잎나물무침 표고버섯고추장조림	숙주나물 매생이전 돗나물물김치	흑임자죽
화	맑은배춧국 고사리무침 양상추샐러드	감자카레구이 만가닥채소볶음 양배추피클	팥죽
수	시래깃국 비트피클 두부구이	고추장무조림 곰취나물 양파장아찌	호박죽
목	미역들깻국 애호박찜 쑥갓두부무침	들깨시래기찜 냉이나물 김무침	표고강황밥
금	순두부탕 얼갈이배추겉절이 연근조림	영양버섯카레 김치볶음 숙채모둠샐러드	누룽지탕
토	청국장 봄동겉절이 채소오븐구이	달래초무침 채소버섯탕수육 부추겉절이	묵은지꼬마김밥
일	팽이버섯들깨탕 당근양파숙채 참나물무침	고춧잎나물무침 꽈리곤약장조림 묵은지비지찜	달래양념밥

3월

3월	아침	점심	저녁
월	취나물 삼색파프리카볶음 세발적양파샐러드	양배추찜/버섯구이 미나리무침 풋마늘장아찌	묵밥
화	봄동된장무침 감자양념조림 미나리초회	파래김무침 느타리버섯유산슬 달래장아찌	호박죽
수	무청찜 우엉채청홍초볶음 느타리버섯초회	마파두부 콜리플라워 목이버섯볶음 도라지초무침	무양념밥
목	콩나물무침 통마늘강황구이 적양파영양부추샐러드	현미온국수 화전 채소모둠샐러드	녹두죽
금	쑥된장국 새송이깨무침 쪽파초회/깻잎김치	오색나물 버섯채소동그랑땡 과일채소샐러드	김치죽
토	숙주나물무침 두부묵은지조림 흑임자연근샐러드	미나리나물무침 채소우엉잡채 도라지고추장초무침	연잎밥
일	팽이버섯들깨탕 당근양파숙채 참나물무침	청경채볶음 삼색숙채 단호박샐러드	콩나물죽

4월

4월	아침	점심	저녁
월	숙주나물무침 구운토마토샐러드 새송이카레구이	비름된장무침 채소잡채 청각초무침	팥죽
화	취나물무침 아스파라거스당근볶음 양송이장조림	연근초절임 채식탕평채 두부김치	완두콩죽
수	씀바귀무침 우엉채조림 감자채볶음	현미국수스파게티 어린잎채소샐러드 오이피클	호박죽
목	애호박찜 톳된장무침 두부토마토샐러드	청각된장찌개 땅두릅초회 연근찹쌀찜	흑임자죽
금	원추나물무침 오이달래생채 새송이마늘구이	쑥찹쌀부꾸미 목이버섯장아찌 콩나물볶음	취나물밥
토	미역들깻국 가지장조림 순두부토마토스튜	산나물무침 양송이장조림 현미떡볶이	녹두죽
일	두부구이 씀바귀달래냉채 감자꽈리고추조림	목이버섯볶음 쪽파전 토란대들깨찜	강황밥

5월

5월	아침	점심	저녁
월	깨순나물무침 새송이장조림 두부구이	산나물무침 개두릅초회 떡산적	브로콜리죽
화	청국장찌개 숙주나물무침 더덕유장구이	감자수제비 채소모둠샐러드 삼채고추장무침	흑미영양밥
수	버섯들깨탕 쑥갓두부무침 삼색파프리카볶음	맛타리호박채볶음 돈나물겉절이 우엉잡채	팥죽
목	참나물무침 감자카레구이 통마늘모둠버섯조림	비름나물무침 채소모둠샐러드 양송이장조림	콩죽
금	도라지볶음 콩나물무침 두부묵은지조림	쌈추된장무침 가지탕수 삼채초고추장무침	흑임자죽
토	채식추어탕 산나물무침 오이연근샐러드	숙주미나리무침 단호박조림 죽순버섯찜	꼬마김밥
일	고추나물무침 두부조림 죽순버섯찜	채식굴림만둣국 오이지무침 양배추피클	김치죽

6월

6월	아침	점심	저녁
월	고춧잎나물무침 새송이깨무침 햇감자조림	숙주나물 두부완자전 그린빈스볶음	곤드레밥
화	깨순나물 감자샐러드 고구마순무침	비름나물 김치전 콩나물무침	열무비빔밥
수	콩나물무침 연근조림 백만송이청경채볶음	강된장 열무김치 애호박찜	감자당근수프
목	방풍나물 감자당근조림 들깨팽이버섯볶음	감자비트전 오이부추겉절이 마늘종장아찌	호박죽
금	채식추어탕 고구마순나물 가지구이	채식김밥 콩나물국 오이지	김치죽
토	표고삼색파프리카볶음 깨순나물 새송이고추장무침	고구마줄기볶음 묵은지부추전 채소모둠샐러드	강황표고밥
일	고사리나물 두부구이 죽순장조림	김치두부 채소잡채 도토리묵	녹두죽

7월

7월	아침	점심	저녁
월	미역팽이국 가지간장조림 표고삼색파프리카볶음	열무물김치 두부숙회 고수겉절이	녹두죽
화	들깨순나물볶음 단호박찜 아스파라거스잣구이	비름나물된장무침 버섯브로콜리볶음 깻잎장떡	팥죽
수	오이미역생채 숙주나물무침 우엉잡채	고사리나물볶음 느타리버섯전 영양부추겉절이	호박죽
목	상추된장국 가지잡채 뱀만송이목이찜	해초메밀국수 모둠샐러드 수삼튀김	콩나물죽
금	머위무침 구운가지나물 표고버섯장조림	미역줄기볶음 깻잎전 양파된장무침	묵밥
토	마늘우엉조림 열무김치 콩나물무침	무시래기나물된장찜 가지오븐구이 감자채볶음	브로콜리죽
일	마청국장샐러드 단풍취고추장양념 조선호박채볶음	고추잡채 오이미역냉국 부추겉절이	채식초밥

8월

8월	아침	점심	저녁
월	청국장찌개 비름나물된장무침 연근초절임	쪽파김무침 곰피장조림 콩비지묵은지전	녹두죽
화	가지찜 새송이카레구이 꽈리통마늘조림	조선호박채볶음 우엉채조림 버섯유산슬	팥죽
수	고춧잎나물무침 단호박당근조림 마늘종양념무침	김치볶음밥 채소모둠샐러드 아스파라거스구이	흑임자죽
목	가지나물무침 두부장조림 고수겉절이	김치말이묵밥 아삭이고추버무리 김부각	감자당근수프
금	맛타리채볶음 참나물무침 오이소박이	산나물볶음 도토리묵 호박선/비트찜	채소죽
토	미니양배추당근조림 도라지나물 삼색파프리카잡채	콩나물무침 떡산적 깻잎김치	묵사발
일	들깨고사리찜 풋고추장아찌 옥수수감자샐러드	고구마줄기나물 강낭콩자반 영양부추겉절이	시래기죽

9월

9월	아침	점심	저녁
월	청국장찌개 숙주나물 새송이버섯구이	쪽파나물무침 가지방울토마토조림 두부구이	녹두죽
화	노각무침 청국장마샐러드 느타리버섯카레볶음	도라지나물볶음 단호박밤조림 김자반	팥죽
수	참나물오이무침 꽈리고추통마늘조림 맛타리호박채볶음	채식만둣국 무전 채소모둠샐러드	당근브로콜리수프
목	콩나물무침 무청된장조림 톳당근샐러드	느타리파프리카볶음 연근오이샐러드 양장피	유부초밥
금	순두부찌개 숙주나물무침 버섯잡채	오이소박이 배추전 토란버섯찜	흑임자죽
토	쪽파김무침 꽈리고추찜 무나물볶음	삼색나물 참마구이 채소모둠샐러드	단호박죽
일	고춧잎나물무침 표고버섯고추장구이 통마늘우엉조림	애호박반달볶음 오이소박이 삼색파프리카잡채	무양념밥

10월

10월	아침	점심	저녁
월	토란들깨탕 무생채 모둠버섯양념구이	호박채볶음 무당근조림 배추전	녹두죽
화	표고버섯된장국 고구마순나물 삼채초고추장무침	더덕생채 두부스테이크 숙주나물무침	김치죽
수	가지구이 우엉채조림 콩나물버섯찜	고사리나물볶음 실곤약두부무침 감자피망볶음	곤드레밥
목	도라지볶음 버섯장아찌 당근연근조림	모자반콩나물무침 묵은지두부찜 백만송이목이버섯볶음	팥죽
금	애호박된장찌개 미역초무침 맛타리장조림	버섯채소잡채 새발나물겉절이 양배추피클	잣죽
토	시래기볶음 두부조림 참마샐러드	모자반무채조림 메밀배추전 고구마샐러드	흑임자죽
일	가지나물무침 톳두부무침 아스파라거스오븐구이	배추들깨볶음 더덕고추장구이 새송이장조림	꼬마김밥

11월

11월	아침	점심	저녁
월	두부된장국 파래김무침 미니양배추 콜리플라워볶음	삼채고추장무침 표고탕수 숙주나물피클	콩나물무밥
화	미역국 숙주나물무침 통마늘버섯양념구이	파래무초무침 현미떡볶이 연근오이샐러드	채소죽
수	양파된장국 통나물무침 버섯샐러드	곤드레비빔밥 맑은장국/석박지	녹두죽
목	시래깃국 깨순나물무침 새송이카레구이	더덕고추장구이 채소잡채 무생채	연잎밥
금	콩나물국 고사리나물 콜리플라워 표고버섯볶음	고춧잎나물무침 녹두빈대떡 우엉김치	김치국밥
토	채식추어탕 무조림 시금치나물	배추된장국 파래주먹밥 숙주나물	팥죽
일	순두부찌개 꽈리고추찜 배추된장무침	부지깽이나물 영양카레 양배추김치	흑임자죽

12월

12월	아침	점심	저녁
월	토란버섯탕 취나물 아스파라거스잣구이	쑥갓김무침 파전 고수부추겉절이	녹두죽
화	김국 연근조림 새송이버섯구이	팽이버섯구이 당근양배추샐러드 김치찜	콩나물죽
수	청국장찌개 시래기나물 무당근조림	김치국밥 양송이브로콜리볶음 양파장조림	흑임자죽
목	미역국 팽이버섯들깨볶음 무조림	채소잡채 마늘종볶음 파래김무침	시래기밥
금	얼갈이배추무침 두부조림 우엉채볶음	고사리나물볶음 통마늘버섯구이 애호박선	현미떡국
토	무청국 백만송이목이찜 감자고추장조림	쪽파김무침 늙은호박전 양송이당근조림	팥죽
일	배춧국 맛타리채소볶음 연근조림	톳나물된장무침 마파두부 검정콩곤약장조림	채식초밥

당뇨·고혈압이 시작되는
마흔의 습관혁명

1판 1쇄 발행 2023년 10월 10일

지은이	조병식
펴낸이	조진희
편집	이유민, 정비아
디자인	디자인생선가게 김현경
펴낸곳	아미북스
출판등록	제2019-000080
주소	서울시 성동구 성수이로24길 37 503호
전화	02-3673-2220
이메일	amibooks_official@naver.com
인스타그램	amibooks_official

ISBN 979-11-981508-0-6

이 책의 저작권은 아미북스에 있으며 무단 전재나 복제는 법으로 금지되어 있습니다.
잘못된 책은 구입하신 곳에서 교환해 드립니다.